EL ÓRGANO REY,

LA

PRÓSTATA

Conocimiento, Cuidado y Curación

Incluye

Homeopatía, Ayurveda, Yoga, Naturopatía,
Dieta, Acupresión y Magnetoterapia.

Dr Shiv Dua

Traducción

Sara Quintero Ramírez

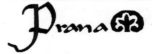

México ◆ Miami ◆ Buenos Aires

Título de la edición en inglés: King Gland Prostate-Know Care and Cure
© B. Jain Publishers (P) Ltd., 2011

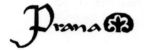

D. R. © Editorial Lectorum, S. A. de C. V., 2010
Centeno 79-A, col. Granjas Esmeralda
C. P. 09810, México, D.F.
Tel. 5581 3202
www.lectorum.com.mx
ventas@lectorum.com.mx

L. D. Books, Inc.
Miami, Florida
sales@ldbooks.com

Lectorum, S. A.
Buenos Aires, Argentina
ventas@lectorum-ugerman.com.ar

Primera reimpresión: agosto de 2011

Impreso en la India

B. Jain Publishers (P) Ltd.

DEDICATORIA

Este libro está dedicado a mi respetado padre ya finado Shir Hira Nand Dua quien me dio las primeras lecciones de homeopatía. Fue precisamente él quien me guió en el tema de la próstata. Siempre llamó a la próstata el órgano 'rey' del cuerpo.

Este libro está dedicado a todas las 'personas doradas de cabellos grises' que están cerca del retiro o llevan una vida jubilada.

AGRADECIMIENTOS

Quiero agradecer a mi esposa Uma Dua, a mi hijo Dharmesh, a mi hija Nilima. Asimismo, quiero dar las gracias a Amit, Anuradha, Tanya, Akshay y Aryan por su contribución para la realización de este libro.

Quiero agradecer también al Dr. Sanjeev Kumar, médico reconocido. Su conocimiento en aspectos anatómicos y fisiológicos del cuerpo humano siempre me ayuda y me guía en la escritura de mis libros.

También quiero expresar mi gratitud al Dr. R. S. Chandna, ex presidente del H. M. A. I., de Faridabad por su cooperación.

Finalmente, quiero reconocer a todos los médicos del H. M. A. I. de la unidad de Aligarh, especialmente a los Drs. B. N. Paul, Anwer Salam, Yogesh Gupta, R. Saraswat, S. K. Gaur, Manish Jai, D. C. Banerjee, R. K. Vashishta, M. C. Banerjee, Niranjan Lal, P. K. Sharma, Sagheer Ahmed, Ashok Vashistha, Rajat Saxena, R. K. Saxena, P. K. Dasgupta, Ravi Sharma, Sunil Gupta y a la señora Poonam Batra. Ellos me confirieron continua confianza y me invitaron a sus reuniones científicas y seminarios para impartir e intercambiar las diversas opiniones sobre homeopatía.

Dr. Shiv Dua
Médico Homeópata (Londres)

INTRODUCCIÓN

"La próstata es un órgano rey porque las reinas no lo tienen. Es una propiedad valiosísima que poseen sólo los hombres, se conoce como **PORUSH O PURASHT Granthi** en hindi. La próstata representa el orgullo simbólico de la juventud. Cuando la juventud se va, la próstata se envejece también, se arruga, se hipertrofia e incluso se enferma."

Es lo que mi padre, Shri Hira Nand Dua, me decía sobre la glándula de la próstata. Además era un verdadero devoto de la homeopatía. Un médico Milava Ram de Dera Ismail Khan, NWFP, Pakistán, lo introdujo a la homeopatía y a la bioquímica. Publicó algunos libros en urdú por parte de J. S. Sant Singh de Lahore. Después de la fragmentación de India, cuando nuestra familia tuvo que emigrar a Amritsar, vi tres libros con él, el Organon, la Materia Medica de Kent y la Materia Medica de Boericke. No sé cuántos libros más tenía en Pakistán. Un libro en urdú "Kamil Sanyasi" (que todavía tengo en mi poder) que contenía algunos esquemas a mano de los órganos del cuerpo, era su más preciado tesoro. Fue esta literatura "unani" la que me proporcionó la primera información respecto de la glándula próstata.

En 1995 escribí un artículo en hindi, "Jab Prostate Granthi Barh Jaye" y se publicó en el "Rajasthan Patrika" (13.10.95); un periódico importante en hindi de la región de Rajasthan. Aquellos días me encontraba trabajando como Perito Geológico de India. En la tarde atendía a los pacientes en la parada de autobús de Sawar. Un propietario de una pequeña tienda de hardware me prestó una mesita y una silla para tener mis medicinas que eran distribuidas a la gente sin costo alguno. Después de que este artículo se publicó en el periódico, mucha gente de edad avanzada con problemas en la próstata comenzó a ir a consulta conmigo. Antes de leer el artículo, no habían pensado en la existencia de esta glándula y siempre responsabilizaban a los riñones de sus problemas urinarios. El hecho es que más del 75% de nuestra población masculina vive en áreas rurales y la mayoría no conoce los nombres de las glándulas, tal es el caso de la próstata. Esto es algo desafortunado para la gente que quiere vivir en buena salud y que ha recibido educación en todos los campos, pero no sobre el conocimiento de las partes del cuerpo. Los padres les dicen a sus hijos que tomen leche, mantequilla, alimentos vegetarianos o no vegetarianos y también les dicen que hagan ejercicio, pero nadie les dice cómo funciona nuestro cuerpo. Impartir este conocimiento es una tarea que se deja para los maestros de la escuela. Si un estudiante aprende algo sobre el cuerpo humano durante sus clases, la próstata no sale a relucir en la función primaria de nuestro cuerpo, hasta un estudio superior de medicina.

Incluso si a la gente se le dice que la próstata anda mal, prefiere practicar el celibato en lugar de acudir a tratamiento y mucho menos someterse a una operación. Para esta gente, cualquier cosa relacionada con problemas urinarios se debe a la ingesta de agua o "Lassi" o "Chhachh". En las grandes ciudades donde las personas han recibido mayor educación, están conscientes de los problemas de la próstata pero aún así evitan su operación, pensando que es un símbolo de su poder sexual existente, que no quieren someter a prueba.

En nombre del psicoanálisis (propagado por Freud), muchos médicos dicen que la actividad sexual entretiene la mente y disuelve las tensiones. Es una perspectiva materialista de nuestra era moderna y no tiene bases científicas. Freud no dice que uno debe abusar del sexo sólo para entretenerse y borrar tensiones. La gente de India tiende a pensar que la conservación del semen a través del celibato significa prolongar la vida y la juventud.

De acuerdo con los Vedas, **la pérdida de semen es la muerte y su absorción en el cuerpo es vida.** Tenemos dos tipos de secreciones: internas y externas. Algunas secreciones internas cuando se absorben en el cuerpo, mantienen el cuerpo más sano y prolongan la vida. El hombre puede superar enfermedades típicas de la edad avanzada (hipertrofia de próstata o cáncer de próstata incluidos) por preservación del semen. Por su pérdida, la vida se acorta. Cuando un anciano, de digamos setenta años, recurre al acto sexual prolongado, su presión arterial aumenta y cuando es difícil de controlar con su hipertensión, termina en parálisis o hemorragia cerebral. Esto también quiere decir que un anciano que recurre al sexo pone presión indebida en la próstata para liberar el fluido. ¿Dónde está la necesidad de hacer eso cuando la eficiencia de la próstata está en declive? Muchos médicos no están de acuerdo con este argumento y dicen que ésta debe mantenerse activa para una vida prolongada de la misma.

Según el sistema védico antiguo, la vida del hombre es de cien años. A la edad de los cincuenta, entra al "Vaanprastha ashram". Después de los cincuenta años, nadie debería realizar actos sexuales, si desea vivir hasta los cien años. Nosotros como hindúes deberíamos creer en el sistema hindú de vida. ¿Por qué deberíamos dejar nuestra manera de pensar y nuestra forma de vivir para adoptar el materialismo occidental, sus hábitos de pensar comer y tener aventuras sexuales como sexo oral, anal o antinatural? **Debemos preservar nuestro semen precioso después de la edad de los cincuenta y dejarlo que se absorba en el cuerpo para evitar las enfermedades de "Porush granthi", esto dice la filosofía sagrada hindú.**

La próstata es el órgano más susceptible al cáncer y nadie sabe cuándo se desarrolla y cuándo comenzar el tratamiento preventivo. Ningún otro órgano en nuestro cuerpo es más propenso al cáncer que la próstata.

Cerca de cuarenta mil hombres mueren de cáncer de próstata cada año en Estados Unidos. Cuando en un país como Estados Unidos, con consciencia médica avanzada entre la gente, se presentan tantas muertes, uno puede imaginar el estado del cáncer de próstata en India. ¿Cuántos hombres indios mueren de cáncer de próstata? No hay registro de ello por la falta de información de los hospitales del gobierno. Las facilidades de curar el cáncer de próstata o remover la glándula en los poblados y las pequeñas comunidades están ausentes y por consiguiente, la gente muere de cáncer sin un registro de ello en los dispensarios. Incluso si las facilidades estuvieran disponibles, uno no puede educar a la gente sobre este aspecto de la noche a la mañana. En los países occidentales la consciencia médica es superior que en los países orientales. Estados Unidos tiene organizaciones tanto gubernamentales como privadas, que mantienen un registro y se dedican a dar consejos a los pacientes de cáncer, tiroides y próstata. Incluso organizan sus sociedades para erradicar estos problemas como Organizaciones en pro del cuidado de la tiroides o contra el cáncer de mama o el cáncer de próstata.

Hay un problema práctico en el diagnóstico de la hipertrofia prostática y el cáncer de próstata. Cuando los síntomas aparecen, la glándula ya está hipertrofiada o tiene carcinoma. Los sistemas convencionales de chequeo, exámenes patológicos, etc. ayudan pero todavía falta mucho por recorrer en el terreno de la investigación que sirva para hacer una diagnosis temprana de esta enfermedad. Recientemente, se ha informado que un sistema de chequeo rápido se ha instalado en el Hospital Jaslok de Mumbai que hace lo anterior. Esto se hace gracias a una tomografía computarizada. Dicha tomografía les permite a los médicos capturar imágenes del corazón y de las arterias coronarias en justo cinco latidos cardiacos. La máquina tiene el potencial de cambiar la manera en la que se diagnostican y se tratan las enfermedades. La máquina puede mostrar una imagen de los riñones en sólo un segundo y puede realizar una imagen del cuerpo completo en diez segundos. Actualmente una angiografía toma alrededor de treinta minutos, una tomografía cerebral cuarenta y cinco minutos y una tomografía del cuerpo completo toma dos horas. Estamos en un mundo de cambio continuo en el campo científico y técnico. Con esperanzas, el día en el que la diagnosis de cáncer se haga a tiempo para su tratamiento de erradicación no está lejos.

El gobierno ha reconocido seis sistemas de medicina en India: *alopatía, homeopatía, ayurveda, unani, sidha y yoga/naturopatía.* En este libro, la próstata y sus enfermedades se tratan con homeopatía, ayurveda y yoga/naturopatía de tal manera que los lectores cuenten con diferentes opciones. El objetivo es lograr la cura casera antes de que se realice la operación. Si el tratamiento casero temprano se lleva a cabo en el establecimiento de los primeros síntomas, hay esperanza de que se evite la cirugía.

Este libro sobre próstata está escrito para que sea de utilidad para todos aquellos caballeros que consultan a los médicos por tratamiento de problemas urinarios y aquellos caballeros que tienen problemas en próstata. Los médicos no tienen el tiempo de explicar a sus pacientes cómo funciona la próstata. Incluso si el médico explica el problema, el paciente muchas veces no logra tener una idea clara de su cuidado y manejo. Si sabe que el problema está relacionado con la esfera sexual, muchas veces el paciente se asusta, se apena o se preocupa y prefiere no comentar nada con sus familiares y amigos. Este libro se dedica a decirles a los lectores qué sucede con la próstata en lenguaje sencillo, de tal manera que no haya confusión.

El tamaño de este libro es relativamente pequeño para que el paciente pueda leerlo fácilmente. Su utilidad es para los pacientes de edad avanzada que sufren de enfermedades prostáticas y para estudiantes o practicantes de la medicina homeopática. El libro cuenta con diez secciones, de esta manera el lector podrá tener un conocimiento completo de la glándula, sus enfermedades, su cuidado y manejo con una lectura.

Dr. Shiv Dua
Regd. 4084-B (Haryana),
Teléfono: 2282764, 09312302205(M)
E-mail: shiv_duadr@yahoo.com.in

HOLA, SOY SU ÓRGANO GENTIL, GALLARDO Y GENÉTICO, LA PRÓSTATA

Estimado señor,

Soy su próstata, vivo en su cuerpo en una zona generativa. Estoy situada en la cavidad de la pelvis bajo el fundus de la vejiga y tengo una base y un ápex. Si tiene cincuenta años, yo también tengo cincuenta años. Mi forma es como una nuez que yace en un triángulo invertido y peso alrededor de 20 gramos (adulto). Mi peso es variable de 20 a 30 gramos. Casi estoy envuelto alrededor de la uretra como un anillo que se ajusta al dedo. La raza humana se debe a mi presencia en su cuerpo. Me activo cuando tiene relaciones sexuales con su pareja. Sus testículos producen alrededor de 200 millones de espermas y mi trabajo es diluirlos con un fluido. Este fluido especial tiene enzimas, proteínas, azúcar y grasa para nutrir los espermas frágiles. Asimismo, provee alcalinidad para energetizar el conducto femenino, y en este fluido los espermas pueden nadar hacia el óvulo femenino. No sé cómo eyaculo mi fluido, pero definitivamente tengo instrucciones de la cuerda espinal. Muchos más trabajos son cumplidos con base en dichas instrucciones. La válvula del esfínter de la vejiga que se abre en la uretra se cierra. Mi cuerpo completo se contrae y las dos vesículas seminales también se contraen. Las vesículas envían alrededor de veinte por ciento de mi fluido y menos de una cucharada sale hacia la uretra. Tengo tres lóbulos que yacen lado a lado y están encerrados en una cápsula. Tengo un pequeño conducto urinario que vacía la vejiga y cruza a través del lóbulo medio. Cualquier inflamación, hipertrofia e infección o cáncer que ocurra aquí, naturalmente hipertrofia estos lóbulos y obstruye el flujo de la orina. Cuando la orina no se expulsa libremente, me perturbo mucho porque una cierta cantidad de orina se atora en la vejiga y se estanca. Las bacterias crecen ahí y producen muchas más complicaciones. No puedo decirle más al respecto porque mi visión está limitada a estas actividades.

Cuando tenías trece años, mi tamaño era como el de una almendra y pesaba alrededor de 8 gramos. Con el paso del tiempo y la inducción de las señales hormonales, mi tamaño también ha incrementado. En la pubertad, mi peso fue el doble. Mis glándulas comenzaron a hacer fluido seminal para almacenar. Soy del tamaño normal a la edad de veinte años. A la edad de cincuenta, tengo un veinte por ciento más del tamaño normal. A los setenta años de edad, mi tamaño aumentará el cincuenta por ciento del normal y a la edad de los ochenta, seré más grande en un 80%. Mi hipertrofia es tanto benigna como maligna. La malignidad no es muy común, pero si Dios no lo quiera, me vuelvo cancerosa, por favor extírpeme de su cuerpo de tal manera que otros órganos amigos de las vecindades no se vuelvan cancerosos también.

Ahora tengo cincuenta años. Durante los últimos años, mi tamaño y mi peso han aumentado y ahora los tejidos alrededor de mí también me presionan. No puedo expandirme más debido a la falta de espacio; por consiguiente, tengo que presionar la uretra un poco más. La pared de la vejiga, mi amiga, se está haciendo más gruesa e irritable. Naturalmente, se está contrayendo incluso cuando tiene poca cantidad de orina. Esto me hace sentir incómoda y mi orina es frecuente. Ahora estoy causando orina escasa y tengo que levantarme durante la noche y temprano en la mañana para orinar. Esto es porque mi peso aumentado presiona la vejiga urinaria. Está bien que usted tolere este problema y que intente tonificar los músculos de la vejiga y la uretra a través de algunos ejercicios de yoga. Si mi peso continúa aumentando, tendrá retención de orina, goteo, escape de semen después de la micción y sentirá que todavía hay unas gotas que no puede evacuar. En ese momento, es mejor que saque fotografías mías con una máquina de ultrasonido. También será conveniente hacer exámenes de urea en la sangre.

Actualmente tengo problemas con mi salud y le aconsejo que me lleve al médico. Gracias. Bueno, aquí viene el dedo del cirujano para sentirme. El médico ha insertado su dedo en el recto para poder alcanzarme. Para él, yo estoy dura pero sin ningún nódulo. Estoy feliz de escuchar que no tengo problemas y que no tienen que extirparme actualmente. Pero debe seguir las instrucciones del médico deje de tomar té, café, condimentos y alimentos fritos. No tenga relaciones sexuales hasta que le indique el médico que estoy en condiciones normales. Otra cosita, por favor, no tome alcohol, que solía consumir cada tercer día con sus amigos.

Le doy un consejo. Cuando sienta que mi conducto se ha bloqueado y tenga dificultad para orinar, contacte a un médico. Parará un tubo de caucho a través de la uretra hasta la vejiga. Puede removerme si encuentra que estoy hipertrofiada. En otros casos, insertará un pequeño instrumento redondo en la uretra y podrá ver todo el interior. Puede cortar entonces el tejido obstruido a través de un aparato eléctrico. Puede también congelar el tejido bloqueador con nitrógeno líquido. Sólo le digo esto para que no tenga miedo en caso de una cirugía mayor.

Le aconsejo que comience con yoga y con medicamentos homeopáticos para mantener mi salud. Ningún medicamento puede encoger mi tamaño a la normalidad. No voy a molestarlo más y haré el trabajo de forma eficiente si no hay problemas de presión por parte de la vejiga.

También le pido que verifique mi condición a través de estudios dos veces por año. Si encuentra mi condición deteriorada, ya sea benigna o maligna, no dude en extirparme de su cuerpo. No importa que yo no esté con usted mientras su cuerpo se salve. Si duda lo anterior, las consecuencias pueden ser peores. Uno de cada cinco pacientes que evitan la cirugía por negligencia, se vuelven impotentes. No habrá ningún cambio en su capacidad sexual.

Gracias por leerme.

Atentamente,

Su órgano gentil, gallardo y genético la Próstata.

¿CONOCE LA LOCALIZACIÓN DE SU PRÓSTATA?

- Eche un vistazo debajo del ombligo. Hay vello púbico sobre el pene. Presione aquí y sentirá un margen de hueso con la presión de los dedos de la mano derecha. Este es el hueso púbico.

- Ahora mueva los dedos de la mano izquierda directamente opuesta a este hueso púbico y presione sobre la mitad de ambas caderas. Sentirá la presencia de otro hueso. Este es el cóccix.

- Dibuje una línea imaginaria entre el hueso púbico y el cóccix. Esta línea cruzará y tocará la próstata. En este lugar, está localizada a uretra (canal excretor o conducto de la vejiga). La orina pasa por la vejiga a través de la uretra.

- Esta uretra cruza la próstata. Esto quiere decir que la próstata rodea la uretra de la misma manera que un anillo rodea y se ajusta a un dedo.

HIPERTROFIA Y CÁNCER DE PRÓSTATA

- La hipertrofia o hiperplasia prostática benigna HPB consiste en el aumento anormal de la próstata, dicho aumento no requiere ningún tratamiento hasta que realmente produce síntomas.

- Si usted tiene entre 50 y 55 años, su frecuencia de orina es más de la usual durante la noche y el flujo de orina cae verticalmente sin hacer arco, es momento de examinarse la próstata (Ver apartado de autoexaminación)

- *Los síntomas de HPB son*: micción frecuente en la noche, flujo de orina débil, incomodidad durante la micción, incapacidad de retener la orina y gran urgencia.

- Los hombres indios tienen menos hipertrofia prostática en el grupo de edad más joven. Los negros en África pocas veces presentan hipertrofia prostática y en el continente asiático en general, es un padecimiento casi excepcional.

- Muchas ocasiones la urgencia de orinar puede dar lugar a hipertrofia prostática.

- La HPB toma muchos años en desarrollarse y es bueno hacerse un examen médico tan pronto como aparecen los primeros síntomas.

- En las primeras etapas de HPB hay un incremento de la libido, pero en las últimas etapas, la impotencia se impone.

¿CUÁNDO SOMETERSE A UNA CIRUGIA DE PRÓSTATA?

- Más del cuatro por ciento de los hombres en Estados Unidos sufre de HPB y más del dos por ciento padece cáncer de próstata. Es el segundo tipo de cáncer más peligroso en hombres, a tal grado que mata cerca de cuarenta mil hombres cada año en Estados Unidos.

- La próstata es más susceptible al cáncer que otros órganos del cuerpo humano.

- Los hombres indios sufren de cáncer de próstata y muchos no lo saben. Casi ochenta por ciento de los hombres que tienen más de sesenta y cinco años tiene cáncer microscópico de próstata. Lleva décadas desarrollar este cáncer.

- La HPB también puede convertirse en cáncer de próstata si se descuidan los síntomas.

- En el presente libro se presentan dos temáticas sumamente importantes, éstas son:

¿QUÉ COMER Y QUÉ NO COMER PARA LOS PACIENTES CON CÁNCER DE PRÓSTATA?

¿CUÁLES SON LOS TRATAMIENTOS DE PRIMEROS AUXILOS PARA LA HPB?

INFORMACIÓN INTERESANTE SOBRE HPB

¿Qué es la HPB?

La HPB, hipertrofia o hiperplasia prostática benigna es una enfermedad muy conocida en la que la glándula próstata aumenta de tamaño y en algunos casos presenta algunos síntomas.

¿Cuáles son los síntomas de la HPB?

Algunos síntomas importantes que un hombre puede experimentar por la HPB son:

* Micción frecuente durante la noche especialmente.
* Dificultad en la micción.
* Sensación dolorosa o ardorosa durante la micción.
* Flujo de orina que no se detiene fácilmente.

¿Cuáles son las causas de HPB?

La principal causa de HPB es la formación de dihidrotestosterona (DHT).

Con el aumento de la edad, digamos más de 45 ó 50, el cuerpo convierte más testosterona en DHT. (La testosterona es una hormona andrógena y estimula el crecimiento de los huesos y los músculos así como el desarrollo sexual. Se produce por los testículos).

¿Cuál es el tratamiento disponible en India para la HPB?

El médico le dice al paciente que ponga atención, después le ofrece algunos medicamentos primarios. Si el paciente siente que obtiene alivio de los síntomas, es conveniente que consulte al médico quince días después.

El médico puede administrarle algunos medicamentos para relajar los músculos de la próstata y bloquear las hormonas que permiten el crecimiento prostático o administra medicinas para relajar la vejiga y mejorar la continencia.

La cirugía debe considerarse la última opción. Dependiendo de la condición, el tamaño, la hipertrofia de la próstata y otros problemas médicos relacionados, el médico decide cuál procedimiento quirúrgico es el más adecuado para el paciente.

CONTENIDO

SECCIÓN – I

PRÓSTATA Y SISTEMA REPRODUCTIVO

En nuestros antiguos Vedas, Puranas y libros religiosos, se dice que el cuerpo del ser humano llega a ser lo que es hoy después de vestir ochenta y cuatro mil creaturas (Yoni). No puedo saber si esto es verdad o no, pero una cosa es segura, que el cuerpo humano es una creación sorprendente de Dios que tiene todo funcionando, viviendo, pensando y participando. Es como una sociedad, una sociedad civilizada en la que cada miembro participa, funciona independientemente y aún así la colaboración se mantiene, de tal manera que el trabajo al interior y al exterior se realice armónicamente. Hay un objetivo de vivir y de hacer el bien en cada una de las personas que componen la sociedad y lo mismo aplica en el caso de los órganos del cuerpo. Funcionan de diferente manera, pero contribuyen entre todos para lograr un objetivo común. Para lograr todo esto, hay un líder en el cuerpo tal como sucede en nuestra sociedad. Los organizadores y los mensajeros en nuestro cuerpo son las *hormonas* y el sistema nervioso así como el *cerebro* constituyen la guía. Las hormonas son sustancias químicas que son el producto de los órganos llamados glándulas endocrinas. *Endon* quiere decir *al interior de* y *krinein* significa *separar*. La belleza yace en que las hormonas pasan directamente al torrente sanguíneo sin pasar a través de un conducto. Hay algunas glándulas que tienen un conducto (como las glándulas salivales) y se llaman *glándulas exocrinas*.

Las hormonas actúan en el torrente sanguíneo del cuerpo, pero hay algunas hormonas que tienen una acción limitada en un órgano particular, que se llama *órgano objetivo*. Las glándulas endocrinas como la tiroides, la paratiroides, la adrenal, el páncreas, las gónadas y la pituitaria son las glándulas endocrinas más comprendidas del cuerpo. La glándula próstata, por otro lado, es diferente en muchas formas. Se ubica bajo la categoría de órgano objetivo. Aprenderemos más al respecto posteriormente.

Este pequeño libro es sobre la próstata pero para conocer su ubicación, su propósito y sus funciones, es mejor si comenzamos con otras glándulas para comprender qué debemos aprender.

LAS GLÁNDULAS ENDOCRINAS

Endocrino es una palabra griega que significa *secreción interna*. En nuestro cuerpo, tenemos secreciones internas y hay un sistema endocrino completo. Las glándulas endocrinas son glándulas sin conductos. Realizan una secreción, pero dicha secreción no deja las glándulas por medio de ningún conducto. La secreción pasa a la sangre, circulando a través de la sustancia de la glándula. Este principio vital de una secreción interna se llama *hormona*, que significa *excitar* (hormona es también una palabra griega). Algunas de nuestras glándulas endocrinas secretan hormonas aisladas, mientras que algunas otras secretan dos o más hormonas. Por ejemplo: la glándula pituitaria secreta un número de hormonas y controla la actividad de muchos otros órganos endocrinos. Por esta actividad de control, la glándula pituitaria se llama "la glándula maestra del cuerpo".

Las glándulas endocrinas están hechas en un patrón siguiendo las glándulas del padre y la madre. En otras palabras, la herencia es la que cuenta. Los padres contribuyen en dicho patrón al momento de la concepción. La formación de las glándulas también depende de la conducta y los cambios ambientales en la infancia. De acuerdo con una perspectiva, si al niño se le cuentan muchas historias de fantasmas o se le amenaza una y otra vez, sus glándulas endocrinas pueden afectarse. Los alimentos y las bebidas también afectan la construcción endocrina y un ejemplo de esta es la glándula tiroides. En otros casos, la ocupación, la contaminación y la falta de luz solar cambian las propiedades de las secreciones de las glándulas. Las infecciones también causan cambios tremendos en las glándulas.

Las glándulas endocrinas tienen una hermosa red de funcionamiento y controlan el cuerpo. Cada una de nuestras glándulas es independiente en su función, eficiencia y resultado y aún así depende de todas las demás para el cumplimiento de un determinado trabajo del órgano. Esto quiere decir que también son interdependientes.

SISTEMA REPRODUCTIVO

El sistema reproductivo es un aparato que funciona en todos los animales y los seres humanos. En este sistema hay genitales que se dividen generalmente en genitales externos e internos.

Genitales Externos

El tema de nuestro libro es la próstata que pertenece a los hombres y por lo tanto, hablaremos de los genitales externos masculinos únicamente. En los hombres, los genitales constan de pene y de escroto que es un saco cutáneo y externo que contiene los testículos y su epidídimo. (Epidídimo es un cuerpo pequeño que yace cerca del borde posterior de la glándula seminal). El sistema genital masculino está diseñado para producir espermas y depositarlos en la mujer. En acción, el pene tiene esta función.

El pene consta del glande, un cuerpo y una raíz. El glande es una terminación distal engrosada en la punta del cual se encuentra una porción estrecha llamada cuello. El pene está cubierto de piel que forma pliegues, esto se conoce como prepucio sobre el glande. Como el pene se alarga durante la erección, la piel se pliega de regreso para dejar el glande expuesto a la estimulación, lo que da lugar al orgasmo. La piel, el glande y el prepucio hacen una sustancia grasosa llamada esmegma que actúa como un lubricante que facilita el movimiento del prepucio sobre el glande. A los jóvenes en la familia se les debe decir que se laven el glande regularmente porque en algunos hombres, el esmegma tiende a acumularse formando un material oloroso que puede causar dolorimiento e inflamación del prepucio. Esta condición se llama balanitis y puede ser una razón por la que muchos hombres se practican la circuncisión.

La raíz del pene está ligada a los huesos púbicos. El pene tiene tres *corpora cavernosa* (cuerpos cavernosos). Dos de ellos son *corpora cavernosa* del pene y uno es el *corpus cavernosum* de la uretra. La terminación distal del corpus cavernosum de la uretra está engrosada y forma el glande. Cada copus cavernosum está cubierto de un tejido conectivo y es de una estructura de tipo esponjoso. Los tabiques de tejidos conectivos forman pequeñas cavidades llamadas cavernas. Las cavernas se llenan con sangre y el pene se vuelve túrgido y erecto durante la excitación sexual.

La uretra masculina sirve, por consiguiente, no sólo para vaciar la orina de la vejiga, sino también para eyacular el fluido seminal. La uretra conecta la vejiga donde se almacena la orina en un agujero en la punta del pene (meato). Por otro lado, el semen entra en la uretra durante la relación sexual a través de un par de tubos denominados conductos seminales o vas deferens que lo unen por poco tiempo después de que deja la vejiga. Un anillo constreñido de músculos en la apertura de la vejiga en la uretra mantiene el pasaje cerrado, de tal manera que la orina emerge sólo cuando tiene la intención de salir. La uretra masculina tiene un doble propósito, el de vaciar la orina de la vejiga y el de eyacular el fluido seminal. La uretra es de aproximadamente 16 a 18 cm de largo y pasa a través de la próstata, el diafragma urogenital y el corpus cavernosum en el pene. Podemos decir que tiene tres porciones básicas: porción prostática, porción membranosa y porción esponjosa. La porción esponjosa es la más larga, digamos de 12 a 14 cm y termina en el orificio externo de la uretra en el glande. La parte posterior de la porción esponjosa está dilatada. Esta se conoce con el nombre de parte bulbosa de la uretra. Es aquí donde se abre el conducto de las glándulas de Cowper. La glándula de Cowper es una de las dos glándulas localizadas en la base de la próstata y de cada lado de la uretra membranosa que producen una sustancia mucinosa que lubrica la uretra y recubre su superficie. La porción membranosa es la más estrecha y la más corta y mide alrededor de 1 cm y está fusionada con el diafragma urogenital.

De estas tres porciones, la porción prostática es la más ancha. De hecho, mide alrededor de 3 cm de ancho. Hay una hinchazón en su pared posterior llamada cólico seminal. Es aquí donde se encuentran dos conductos eyaculatorios a través de los cuales se transmite el fluido seminal de las glándulas seminales y los conductos de la próstata. Las secreciones de la próstata son un constituyente del fluido seminal. La parte distal de la porción esponjosa yace exactamente detrás del orificio uretral externo que también está dilatado. Este se conoce como la fosa navicular. Fosa es una depresión, especialmente longitudinal. El recubrimiento mucoso de la porción esponjosa tiene pequeñas depresiones llamadas lagunas.

Ahora discutiremos sobre la uretra masculina. Tiene dos esfínteres, el interno y el externo. Esfínter es un anillo muscular que abre y cierra la salida de un pasaje. Comúnmente, los esfínteres conocidos son el esfínter pilórico y el esfínter anal. El esfínter interno se contrae involuntariamente, ya que está compuesto de tejido muscular liso y rodea la uretra en el lugar donde deja la vejiga. El esfínter externo está en el diafragma urogenital alrededor de la porción membranosa de la uretra. Se contrae voluntariamente, ya que está compuesto de tejido muscular estriado. La uretra masculina tiene dos ángulos denominados ángulo prepúbico y ángulo subpúbico. El ángulo prepúbico es permanente mientras que el subpúbico se forma sobre la erección del pene. Cuando se introduce un catéter en la vejiga, la estructura y la posición de la uretra masculina siempre se toma en consideración en especial sus constricciones, dilataciones y ángulos.

Genitales Internos Masculinos

Los genitales internos del hombre constan de dos glándulas seminales (o dos testículos) y sus apéndices, los conductos eyaculador y deferente, las vesículas seminales, la próstata y las glándulas de Cowper. Los genitales internos se suministran abundantemente con nervios, como es común con todos los órganos internos. Los genitales internos de las mujeres constan de ovarios, útero, conductos uterinos y vagina. El sistema completo de los testículos en los hombres y los ovarios en las mujeres también se llaman gónadas, aunque está con el sistema de los genitales internos. Gónada significa glándula reproductora que produce hormonas sexuales. Durante la pubertad, las gónadas comienzan a crecer y se vuelven activas bajo la influencia de las hormonas gonadotrópicas que son el producto de la glándula pituitaria. Estas hormonas estimulan la producción de hormonas sexuales, testosteronas o andrógenos en hombres y estrógenos y progesteronas en mujeres. Estas hormonas sexuales aceleran el crecimiento de los genitales, así como de las características sexuales secundarias como el crecimiento de laringe (cambio de la voz suave a una voz masculina profunda) en los hombres y el comienzo de la menstruación en mujeres.

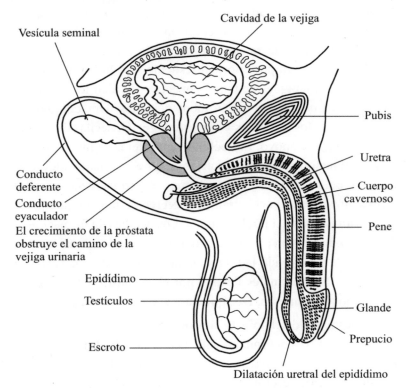

Fig. 1. Secciones de los Genitales Masculinos

Testículos

Los testículos son los órganos reproductivos masculinos o glándulas seminales localizadas en el escroto. La función de los testículos es doble. Proveen el lugar donde los espermatozoides (células germinales masculinas) se multiplican y las hormonas sexuales masculinas (testosterona) se manufacturan. Estas dos funciones se llevan a cabo por diferentes equipos de células en cada uno de los testículos. El testículo es un cuerpo oval de alguna manera aplanado a los lados. Tiene un recubrimiento de membrana de tejido conectivo denso que se llama túnica albugínea del testículo por su color que se parece a la yema de huevo cocinada. Esta membrana de tejido conectivo forma un grosor en el margen posterior del testículo y se llama mediastino testicular. Los tabiques de tejido conectivo dividen los testículos en lóbulos. Los lóbulos tienen tubos delgados llamados túbulos convolutos de los testículos y sus paredes están hechas de células seminíferas y de apoyo. Las células seminíferas cambian por una serie de transformaciones complejas en los espermatozoides. Este proceso de transformación se llama "espermatogénesis". Los espermatozoides se encuentran en la secreción fluida y juntos son los constituyentes del fluido seminal. Los detalles de formación de fluido seminal se dan por su descarga en la relación sexual a través de la uretra incluyendo la secreción de la próstata y las vesículas seminales. El esperma es llevado por el mediastino testicular de los túbulos seminíferos. De aquí viaja al conducto del epidídimo.

El testículo del feto está situado en la cavidad abdominal y desciende a través del canal inguinal en el escroto. En el momento en que toma lugar el nacimiento, ambos testículos se encuentran usualmente en el escroto. Hemos hablado acerca del epidídimo anteriormente. Conozcámoslo ahora.

El **epidídimo** es un cuerpo pequeño que yace cerca del borde posterior de la glándula seminal. Tiene un conducto que está continuo con el conducto deferente.

El **conducto deferente** es como un tubo que mide casi 40-50 cm de largo y sirve para transmitir el fluido seminal. Sus paredes tienen tres recubrimientos – tejido mucoso, muscular y conectivo. El conducto se eleva de la terminación inferior del epidídimo y entra al canal inguinal a través del anillo subcutáneo. En el canal inguinal, el conducto deferente corre en el cordón espermático.

El **cordón espermático** tiene el grosor del dedo meñique y está compuesto del conducto deferente, los nervios, la sangre y vasos linfáticos de los testículos así como del epidídimo. Una membrana común los rodea. Esto quiere decir que cada testículo está suspendido en el escroto por el cordón espermático. El conducto deferente se separa de los vasos y los nervios en el anillo profundo del canal inguinal. Desciende en la cavidad de la pelvis y luego al fondus de la vejiga. Por otro lado, la sangre y los vasos linfáticos así como los nervios ascienden hacia la cavidad abdominal. El conducto deferente une el conducto excretor de las vesículas seminales cerca de la próstata, formando de tal manera el conducto eyaculador. El cordón espermático por consiguiente, tiene dos propósitos: suministrar sangre a los testículos y en segundo lugar, conducir el esperma recién formado lejos de los testículos.

La **vesícula seminal** es un órgano par de forma alargada y que mide alrededor de 4 ó 5 cm de largo. Está situado entre el fondus de la vejiga y el recto. Las vesículas seminales actúan como depósitos de fluido seminal. También producen una secreción que es un constituyente de este fluido.

El **conducto eyaculador** está formado arriba de la junción del conducto deferente y el conducto de la vesícula seminal. Pasa a través de la sustancia de la próstata y abre la parte prostática de la uretra. El conducto eyaculador secreta alrededor de 200 millones de espermas en cada eyaculación.

Esperma

La célula reproductiva masculina se llama esperma. Está hecha de un número de químicos y de material genético. El material es un cromosoma, que lleva las huellas genéticas del padre y éste determina las características heredadas paternamente en el niño. El esperma también redirige el mensaje genético para determinar el sexo del niño.

Su único uso es lograr la fertilización por medio de la unión con la célula femenina, el óvulo. Cada esperma mide aproximadamente 0.008 mm de largo y parece un renacuajo. Es la más pequeña de todas las células humanas. Tiene tres partes: una cabeza, una parte media y una cola en forma de látigo. El frente de la cabeza contiene enzimas especiales que pueden penetrar al óvulo con propósitos de fertilización. Parece cargarse con sorprendente almacenaje de energía que le permite nadar hasta el óvulo. Ver el tamaño de un esperma y su viaje de casi 12 cm hasta el óvulo es igual a un recorrido de cinco millas nadando para un hombre. La sección media sostiene la fuente vital de energía requerida por el esperma en su viaje al óvulo. La porción de la cola del esperma es como un cohete. Le proporciona propulsión al esperma para que se mueva a una velocidad de 3 mm por minuto. La manufactura del esperma necesita una temperatura de casi tres grados centígrados más abajo que el resto del cuerpo. Por lo tanto, la manufactura toma lugar en el escroto. El tejido aledaño ayuda a regular la temperatura de los testículos al interior del escroto jalándolos hacia arriba al cuerpo en condiciones de frío y por un rico suministro en los vasos sanguíneos que disipan el calor cuando la temperatura se eleva mucho. La producción de esperma es en promedio de diez a treinta billones en un mes. La belleza del funcionamiento del cuerpo es que en caso de que no haya eyaculación ni relaciones sexuales, los espermas se desintegran y se reabsorben. Cuando los espermas se eyaculan en la vagina de una mujer, se mueven tan rápido que alcanzan el cérvix y en el útero rápidamente allanan el camino en las trompas de Falopio. Es ahí que ocurre la fertilización si hay un óvulo presente.

LA GLÁNDULA PRÓSTATA

Hemos leído que la pituitaria es la glándula maestra del cuerpo. De la misma naturaleza podemos decir que la próstata es el órgano rey. Está sólo presente en varones, los reyes. Las mujeres o reinas no cuentan con próstata. Además, tiene un rol definido para crear una raza, la raza humana.

La próstata es una glándula sólida, un órgano con forma de almendra que rodea la primera parte de la uretra en el hombre. La glándula de la próstata rodea la uretra de la misma manera que un anillo rodea un dedo. Su localización está bajo la vejiga y en frente del recto. Produce secreciones que forman parte del fluido seminal durante la eyaculación. En el momento del nacimiento de un bebé varón, su peso es de unos cuantos gramos y su crecimiento comienza en el momento de la pubertad. Casi a la edad de los veinte, su peso es de alrededor de 20 gramos. La próstata de un hombre joven tiene el tamaño de una nuez de castilla, una pulgada y media de ancho, una pulgada de largo y tres cuartos de pulgada de grosor. En la última parte de la vida la próstata puede crecer de tamaño y causar gran dificultad para orinar. Algunas veces, la sangre sustituye, precede o sigue la orina, algunas veces se comporta con dificultades en la etapa del climaterio en el caso de las mujeres. La hipertrofia de la próstata es compensatoria a la advertencia de la función de los testículos. En India, de acuerdo con algunos informes, el 35% de los hombres que pasan de 60 años tienen una próstata agrandada. Este agrandamiento significa secreción incrementada, que da lugar a una perversión sexual y una perturbación mental. Como la próstata se encuentra bajo el sistema reproductivo sería mejor si discutimos sobre otros órganos relacionados para esclarecer su anatomía.

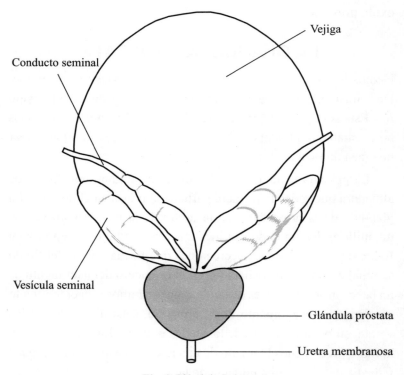

Fig. 2 Glándula Próstata

ANATOMÍA

La próstata está situada en la cavidad de la pelvis bajo el fundus de la vejiga y tiene una base y un ápex. La base de la glándula está dirigida hacia arriba y está fundada con el fundus de la vejiga. El ápex esta dirigido hacia abajo y se adhiere al diafragma urogenital. La próstata está hecha de tejido glandular y muscular liso. El tejido glandular forma lóbulos cuyos conductos se abren en la parte prostática de la uretra. La secreción de la glándula es un constituyente del fluido seminal, como se ha mencionado anteriormente. Cuando el tejido muscular se contrae, ayuda a la glándula a vaciar los conductos y realizar la función del esfínter uretral. Debe aclararse que la próstata da paso a la uretra y los dos conductos eyaculatores. En la edad avanzada, la glándula se hipertrofia debido a un aumento en su tejido conectivo y puede interferir con el vaciado de la vejiga urinaria.

La próstata consta de tejido glandular incrustado en un estroma fibromuscular, rodeado de una cápsula fibrosa. Tiene la forma de un triángulo invertido o es cónica, tiene una base y un ápex, una superficie posterior y anterior y dos superficies inferolaterales. La base está dirigida hacia arriba y está directamente continua con el cuello de la vejiga urinaria. Esta es la razón por la que parece cónica. El ápex está dirigido hacia abajo y está en contacto con la fascia superior del diafragma urogenital. La superficie posterior está separada del recto por la fascia de Denonvilliers (tabique rectovesical). Estas depresiones sirven para dividir la superficie posterior en pociones inferiores más grandes y superiores más pequeñas. La parte superior más pequeña se conoce como lóbulo medio, mientras que la porción inferior más grande está dividida por una fisura media, que separa esta porción en lóbulos laterales derecho e izquierdo. Estos lóbulos están conectados en frente de la uretra por una banda, conocida como el istmo, que está carente de sustancia glandular. La superficie anterior yace detrás de la sínsifis del pubis de la cual está separada por el plexo prostático de venas y tejido adiposo suelto. Las superficies inferolaterales están relacionadas a las partes anteriores del músculo elevador del ano, pero están separados de esta estructura por un plexo de venas.

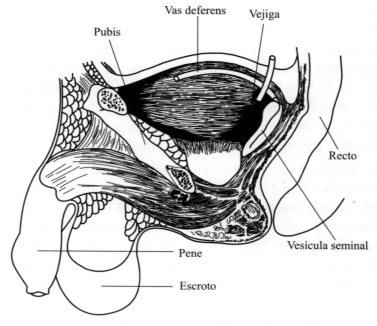

Fig. 3 Posición de la Próstata

La glándula próstata es divisible en cinco lóbulos. Uno anterior, uno medio y otro posterior así como dos lóbulos laterales. El lóbulo medio yace entre la uretra por en frente y dos conductos eyaculadores comunes por detrás. De cualquier lado del lóbulo medio están los dos lóbulos laterales, que se extienden hacia atrás formando la superficie posterior de la glándula. Estos lóbulos son puramente anatómicos sin ningún significado funcional.

La superficie posterior del glande está directamente relacionada con el recto y puede palparse durante el examen rectal.

Glándulas

Hay tres tipos mayores de glándulas en la próstata. Estas son: la glándula periuretral, la submucosa y la externa. La periuretral es la más pequeña y las otras dos forman la porción más grande de la próstata.

Células

Hay dos capas de células; planas cuboidales (células con forma de cubo) y células columnares altas. Las células cuboidales se encuentran en la capa basal, mientras que las columnares se encuentran enfrente hacia el lumen del glande. Las glándulas están rodeadas de una membrana eosinofílica.

Embriología

La próstata está hecha de evaginación de la uretra posterior y por consiguiente, puede decirse que tiene un origen endodérmico. La estimulación endocrina causa un desarrollo normal.

Anomalías Congénitas De La Próstata

Generalmente, está relacionada con malformaciones del sistema urogenital. La próstata puede, por consiguiente, estar ausente o ser más pequeña de lo usual. En algunos casos, el crecimiento normal puede desarrollarse entre la próstata y el uréter o la uretra, o incluso entre ambos. En dichos casos, las comunicaciones pueden formar cavidades que se llaman divertículos que parecen quistes en la próstata.

SECCIÓN – II

SECCIÓN — II

CAUSACIÓN – PATOLOGÍA – EFECTOS – RASGOS CLÍNICOS

HIPERTROFIA BENIGNA DE LA PRÓSTATA (H.B.P.)

CAUSAS

La prostatitis es la inflamación de la próstata causada principalmente por la expansión bacterial de la uretra. La presencia de la cateterización urinaria también puede ser una de las razones de la prostatitis. Aquí presentamos algunas opiniones de diferentes escuelas.

Rigidez y Ancianidad

Muchos médicos creen que la prostatitis o la hipertrofia de la próstata no es una aflicción de un órgano particular o una enfermedad local. Se debe a la rigidez que comienza a revelar su esfera en diferentes partes del cuerpo en la edad anciana. Esta rigidez significa arteriosclerosis. La vejiga y la próstata también se vuelven rígidas y duras. Por otro lado, hay una perspectiva diferente de algunos médicos. Dicen que la hipertrofia de la próstata ha sido observada en aquellos hombres ancianos que no tienen signos de arteriosclerosis. Esto hace que la aseveración anterior sea un tanto controversial.

La edad avanzada tiene dos problemas distintos: la rigidez de las articulaciones y las cataratas en los ojos. El tercer problema, desconocido para la mayoría de la gente en la tercera edad, es el padecimiento de la orina que se manifiesta de muchas maneras. Algunas veces pasa con interrupción y goteando, y el hombre debe esperar por mucho tiempo para terminar el acto de la micción y a veces se acompaña de una sensación ardorosa. Es muy problemático, inconveniente e incómodo para un anciano levantarse durante la noche y temprano en la mañana para orinar seis o siete veces. Esto sucede cuando hay enfermedad de la próstata.

Relaciones Sexuales Excesivas

Una escuela de opinión señala que la hipertrofia de la próstata se debe a relaciones sexuales excesivas. Los hombres que siempre están pensando en el sexo, hombres que tienen fantasías sexuales u hombres que ven a una mujer en el camino o incluso en una fotografía y tienen una relación sexual en su imaginación, son propensos a esta enfermedad en su edad avanzada.

Gonorrea

La gonorrea es una infección gonococia que se desarrolla por relaciones sexuales impuras. En hindi esto se llama "Parmeh" o "Sujak". Esto es hombres que visitan con frecuencia a prostitutas, son propensos a esta infección. De acuerdo con algunos médicos, la infección de la gonorrea ataca el conducto urinario y se expande a la uretra y posteriormente a la próstata. La próstata está inflamada y se hipertrofia por esto.

Masturbación

La masturbación también se supone que da lugar a la prostatitis y a la hipertrofia de la próstata. La razón atribuida por algunos médicos es que por el acto de la masturbación la próstata tiene que forzar fluido frecuente aunque no hay accesorios exactos como estimulación natural y liberación de las hormonas sexuales naturales.

Próstata y Útero

De acuerdo con otra perspectiva de algunos médicos, hay un parecido entre el útero y la próstata. Hay formación de tumores en el útero en edad mediana o adulta en mujeres y esto es natural. De manera semejante, sucede en el caso de los hombres con hipertrofia de la próstata. El tumor en el útero crece cuando una mujer no recurre con frecuencia a las actividades sexuales. La hipertrofia de la próstata también comienza cuando las actividades sexuales de los hombres se encuentran en declive. Esto significa que ambos padecimientos comienzan en hombres y en mujeres cuando su poder sexual se encuentra en declive. No comienza cuando el poder de ambos se ha ido por completo. Esto significa que hay alguna relación entre la hipertrofia de la próstata y el poder sexual de los hombres.

Aplazamiento de la Orina

He visto gente en el consultorio, en el mercado o viajando en el autobús que deben posponer los deseos de orinar, porque simplemente no hay un baño disponible o hay incluso hesitación para orinar en el aire libre. De manera semejante, hay gente que es perezosa y duda en ir al baño aunque hay un deseo de ello. Esto puede dar lugar a problemas prostáticos independientemente de la edad de la persona. Posponer los deseos de orinar ejerce una presión en la vejiga. La vejiga tiene un espacio limitado para expandirse, más allá de lo que puede inflarse. El resultado es que la presión de la orina y su retención en la vejiga hace que las paredes de la vejiga se engruesen, en especial en el cuello. Esta presión se transmite a la próstata a través de la uretra y comprime la glándula. La compresión significa ensanchar el área. Después de todo, la próstata es como un anillo alrededor de la uretra. Este anillo se expande a través de la compresión. La expansión significa hipertrofia. Si el deseo de la micción se suprime una y otra vez, la próstata continúa expandiéndose.

CONCLUSIÓN SOBRE LAS PERSPECTIVAS ANTERIORES

Las razones explicadas anteriormente son sólo perspectivas y no parecen justificarse excepto por la razón de la vejez o ancianidad. Uno puede objetarlas y concebir las siguientes preguntas:

- ¿Por qué la gente no tiene hipertrofia de la próstata cuando en realidad ha abusado de la masturbación, los actos sexuales y los excesos en las fantasías sexuales durante la juventud?

- ¿Por qué los jóvenes que sufren de gonorrea no presentan posteriormente hipertrofia prostática?

- Si el razonamiento anterior es correcto, la hipertrofia de la próstata debe ocurrir cuando estas actividades han sido exageradas.

- ¿Cómo es que este problema surge en la vejez cuando los hombres han dejado todas estas actividades en la edad de la juventud?

Una razón en apoyo a estos contenidos es que la orina no pasa fácilmente pronto después del coito. Esto demuestra que la próstata se hipertrofia temporalmente después del acto sexual. Los actos sexuales repetidos excesivamente, por lo tanto, pueden ser la razón de la hipertrofia prostática.

De hecho, el cuerpo en la edad joven es flexible y es la rigidez del cuerpo que puede ser una razón de la hipertrofia de la próstata. La razón de la rigidez del cuerpo en la ancianidad fue la conclusión de los médicos franceses y parece ser racional. Uno nota la rigidez en todas las partes del cuerpo en la vejez y la próstata también es una parte del cuerpo; por consiguiente, también puede ponerse rígida. La rigidez significa no-elasticidad, que significa a su vez aumento de peso. Esto es lo que sucede en la próstata. Es la rigidez la que produce catarata, artritis y reumatismo, congelamiento de las partes del cuerpo y dolor de espalda.

La hipertrofia benigna de la próstata normalmente ocurre después de la edad de los cincuenta años de acuerdo con los estándares indios. Con mucha más frecuencia entre los sesenta y setenta años de edad. De acuerdo con el "Libro corto de cirugía" de Bailey y Love, los hindúes tienen con menos frecuencia hipertrofia prostática y ésta ocurre más frecuentemente en un grupo de edad más joven. En los negros de África, la hipertrofia prostática es rara y en la población asiática es excepcional. No estoy seguro sobre los negros y los asiáticos, pero el cuadro respecto de India ha cambiado bastante.

Personalmente, he visto muchos casos de hipertrofia prostática durante mis treinta y cinco años de práctica y he hecho un adecuado número de encuestas a mis amigos médicos tanto de homeopatía como alopatía. No he encontrado casos de hombres jóvenes que sufran de esta enfermedad aunque la literatura médica en los países occidentales registra que la HPB se encuentra en una edad más joven en India.

Con referencia al aplazamiento de la orina en momentos de urgencia, la teoría parece racional. Nadie puede negar esta teoría. Una presión sobre la vejiga debido a la retención voluntaria ejerce presión sobre la uretra, que a su vez expande la próstata. También el aplazamiento de los deseos de orinar pueden llevar a la retención de orina, a la obstrucción total en el paso de la orina o su paso con interrupción, algunas veces gota a gota o con sensación ardorosa o dolor. Hemos experimentado dichos casos. No hay impulsos en el cuerpo que deban retenerse u obstruirse. La retención del paso de la orina cuando hay deseos de orinar, puede dar lugar a una hipertrofia prostática en especial en hombres ancianos.

TEORÍAS ESTABLECIDAS DE CAUSACIÓN

Ahora llegamos a teorías establecidas de hipertrofia prostática benigna. Hay dos teorías establecidas de causación de hipertrofia benigna de la próstata.

La Teoría Hormonal

Uno debe considerar que la influencia hormonal tiene un rol definido. Dos hormonas testiculares gobiernan la próstata; una es masculina (andrógena) y la otra femenina (estrógena). Normalmente la hormona testicular preponderante es la andrógena que es suministrada por andrógenos secretados por la glándula adrenal. El estrógeno causa cambios retrogresivos en los testículos y la próstata.

Es una tendencia natural que las hormonas masculinas disminuyan con el avance de la edad, mientras la cantidad de la hormona estrógena no está disminuida igual o proporcionalmente. Esto quiere decir que la próstata se hipertrofia debido al predominio de la hormona estrógena. La hipertrofia de la próstata puede llevarse a cabo como una hiperplasia de la fibroadenosis de los senos en mujeres por la perturbación del promedio y la cantidad de andrógenos y estrógenos circulando.

La Teoría Neoplástica

De acuerdo con esta teoría, la hipertrofia de la próstata es un neoplasma benigno. [Neoplástica está relacionada con neoplasma. El neoplasma es un crecimiento nuevo comprendido de una colección anormal de células, el crecimiento del cual excede y no se coordina con el de los tejidos normales. La teoría neoplástica es sobre la hipertrofia de glándulas de categoría benigna que es por larga duración]. Como la próstata está compuesta esencialmente de tejido fibroso, tejido muscular y tejido glandular, el neoplasma es un fibromioadenoma. [Fibro pertenece a la fibra, mio es un prefijo que indica músculo y fibromioadenoma es un crecimiento benigno muscular. El fibroadenoma es un tumor benigno comúnmente encontrado en senos de mujeres jóvenes.]

Nota importante

La causa real de la HPB no es tan conocida y la descripción anterior es de causas posibles únicamente. La teoría de la hormona se considera la que está más cerca de la causa.

PATOLOGÍA

Apariencia

La próstata hipertrofiada es como un caucho, firme en consistencia. La próstata hipertrofiada pesa más de 50 gm, mientras que su peso normal oscila entre 20 y 30 gm. Será una hipertrofia del lóbulo medio. Si el lóbulo posterior se ve afectado, puede ser un caso de cáncer de próstata. En una sección, la próstata puede revelar numerosos nódulos exudando pequeñas cantidades de fluido lechoso. Los cambios císticos pueden estar presentes. Los nódulos son más granulares, mientras que el tejido es rosa amarillento. Está demarcado y suave. Los nódulos son primariamente fibromusculares y el tejido es gris amarillento. No son suaves, sino duros y menos demarcados.

Apariencia histológica (histología es un estudio microscópico de la estructura y las funciones del tejido). La apariencia histológica de los nódulos varía y depende de si los nódulos constan de sólo estructura glandular o iguales cantidades de elementos glandulares y estromales. También depende de si los nódulos son músculos predominantemente lisos y tejidos conectivos.

Hiperplasia (aumento en el número de células en un órgano). Usualmente se acompaña de hipertrofia del órgano. La hiperplasia afecta los elementos glandulares y el tejido conectivo, pero en grado variable. La hiperplasia adenomatosa benigna también afecta el grupo submucoso de las glándulas resultando o formando una hipertrofia nodular. Esta hipertrofia es mayor de los lóbulos laterales que comprimen el grupo externo de las glándulas en una cápsula falsa. Con la hipertrofia de la próstata, hay una tendencia a desplazar las vesículas seminales. El resultado es que en lugar de yacer sobre la base de la vejiga, estas estructuras se vuelven una relación posterior directa del límite superior de la próstata. Cuando la hiperplasia afecta las glándulas subcervicales, hay desarrollo de un lóbulo medio. Este lóbulo se proyecta hacia arriba de la vejiga con el esfínter interno. Muchas veces, ambos lóbulos laterales se proyectan en la vejiga. En dicho caso, los lados y la parte trasera del meato urinario interno parece estar rodeado de un collar prostático intravesical. Uno puede comparar la HPB a la aproximación de la menopausia para los hombres, tal como las complicaciones se presentan en el caso de la menopausia en las mujeres. Ya hemos señalado anteriormente mientras estudiábamos la teoría hormonal que en hombres la proporción de testosterona a estrógeno está activa mientras que en mujeres esta proporción aumenta. La hormona masculina testosterona está en lo más alto, cuando el hombre se encuentra en su adolescencia. Continúa disminuyendo con la edad y a la edad de cincuenta años aproximadamente, está muy baja. Para compensar estos bajos niveles de testosterona, el cuerpo libera algunas otras hormonas estimulantes. Dicho acto no cumple completamente con las demandas de testosterona, pero ahora se transforma en DHT (5-alfa-dihidrotestosterona). Esta DHT es la responsable de aumentar el tamaño de la próstata. Algunos investigadores no concuerdan con esta teoría.

EFECTOS DE LA HIPERTROFIA PROSTÁTICA

Hay naturalmente algunos efectos de hipertrofia prostática benigna o hipertrofia de la próstata en el cuerpo, cuando la enfermedad se ignora. He aquí algunos de ellos:

1. Sobre la Vejiga

En la vejiga puede verse un grupo de fibras musculares. Esto se conoce como trabeculación de la vejiga debido a la obstrucción prostática. La trabécula es un haz de tejido conectivo que subdivide un órgano. Entre los haces hipertrofiados, hay depresiones poco profundas llamadas saculaciones. Algunas veces, uno de los sáculos continúa agrandándose y forma un divertículo. El problema surge cuando el lóbulo medio se hincha hacia arriba en la vejiga, actúa entonces como un tanque de almacenamiento para la última onza de orina que permanece en la porción post-prostática. Cuando esta orina se estanca, hay una posibilidad de formar cálculos. Es normal que los residuos de orina formen una capa gruesa que en el último de los casos se transforme en cálculos.

La próstata hipertrofiada puede comprimir o empujar el plexo venoso y las venas en la base de la vejiga se pueden congestionar, de tal suerte que puede causar hematuria.

2. Sobre La Uretra

La parte de la uretra que yace sobre el verumontanum (cólico seminal) se alarga y este alargamiento se vuelve doble del tamaño original algunas veces. Esto da lugar a la compresión del canal lateralmente, de tal manera que tiende a volverse un corte antero-posterior. La curva posterior normal puede agravarse tanto que necesita un catéter de metal completamente curveado para poder tratar el problema. La distorsión lateral de la uretra prostática está obligada de estar ahí, cuando un lóbulo lateral está alargado.

3. Sobre los Uréteres y los Riñones

La presión directa o indirecta de la porción intravesicular de la próstata sobre los orificios uretrales causa mayormente dilatación de los uréteres. Este es un proceso gradual, pero resulta de un grado de hidronefritis bilateral. Cuando la hipertrofia de la vejiga disminuye, el mecanismo de esfínter alrededor de los orificios uretrales deja de funcionar. El resultado es que hay reflujo en la orina, desde la vejiga hasta los uréteres dilatados; y esto quiere decir que hay daño incrementado en el parénquima renal. Este tipo de infección ascendente da lugar a la pielonefritis.

4. Sobre los Órganos Sexuales

En las primeras etapas de la hipertrofia prostática, hay una libido incrementada. En las etapas posteriores, la impotencia es la regla.

SÍNTOMAS DE HPB (HIPERTROFIA PROSTÁTICA)

La HPB produce síntomas sólo en un pequeño porcentaje de los pacientes afectados. Esta es la razón principal por la que la gente llega a una etapa en la que la agudeza de la enfermedad pide una acción inmediata. Cuando ocurren los síntomas, éstos son los efectos secundarios relacionados con la compresión de la uretra con el resultado de que el flujo de orina de la vejiga se detiene. Estos dos problemas posteriormente deterioran la condición del paciente, cuando se queja de distensión y de hipertrofia de la vejiga. Prostatitis, hidronefritis, hidrouréter, cistitis, infecciones renales, cálculos y tuberculosis se identifican en la etapa posterior o ya existen. En las perspectivas de la mayoría de los médicos, la hipertrofia no predispone el cáncer prostático.

Hay una variación en la presentación de rasgos clínicos que depende de los lóbulos afectados. Sin embargo, algunos síntomas importantes de la enfermedad se enlistan a continuación:

Frecuencia de la Orina

Uno de los primeros síntomas de la hipertrofia de la próstata es la frecuencia en la micción. *En la etapa de inicio*, es nocturna y el paciente está obligado a levantarse para orinar durante la segunda parte del sueño, esto es después de medianoche, digamos alrededor de las 2 ó 3 de la mañana. Esta micción frecuente es por la introversión vesicular de la membrana mucosa prostática sensible. Esto sucede debido a una hipertrofia intravesicular de la próstata. La frecuencia de la micción gradualmente aumenta incluso durante el día. A causa de la hipertrofia prostática, hay estrés sobre el esfínter vesicular y una pequeña cantidad de orina escapa a la uretra prostática normalmente vacía. Esto produce una especie de emergencia, una acción refleja, para vaciar la vejiga. Esto se presenta además de la micción frecuente. *En la etapa posterior*, cuando la orina residual aumenta, la frecuencia aumenta más y más. Esta es la razón principal por la que la orina gotea. Posteriormente en caso de descuido, cuando no se toma ningún tratamiento, la frecuencia es provocada por la cistitis (infección del conducto urinario inferior descendiendo la infección del riñón a las estructuras adyacentes y poliuria (frecuencia de orina excesiva) debido a la insuficiencia renal.

Chorro de Orina

El chorro de orina se vuelve variable. Con frecuencia es débil y tiende a detenerse y comenzar una vez más, goteando hacia el final de la micción.

En muchos casos, la orina cae verticalmente sin ninguna fuerza. Normalmente, el flujo de orina debe aparecer como un arco y no de forma vertical.

Micción Difícil

Hay una espera por parte del paciente para poder iniciar la micción y ésta requiere de tiempo. Incluso debe hacer esfuerzo para orinar, si no lo hace, el paciente debe esperar y esperar.

Dolor Durante o Después de la Micción

Hay dolor debido a la cistitis o por retención aguda de la orina. Cuando comienza la hidronefritis, puede haber dolor intenso en la espalda baja. Uno siente un peso en el perineo (la base de la pelvis o el espacio entre el ano y el escroto o la apertura uretral) o plenitud en el recto.

Retención Aguda de la Orina

La retención aguda de la orina es el síntoma más importante. El paciente tiene tanto miedo que inmediatamente contacta al médico para obtener alivio del dolor que acompaña la retención de la orina. Las causas principales de la retención de orina son el aplazamiento de la micción en el momento de los deseos y el abuso de bebidas alcohólicas por las que ocurre congestión de los órganos internos. Si el paciente sufre alguna enfermedad y está en cama, entonces puede haber también retención de orina. Semejantemente, después de algunas operaciones quirúrgicas, la retención de la orina también es posible.

Retención de Orina con Flujo Exagerado

En esta condición, hay hinchazón por vejiga distendida y no hay dolor, pero la orina gotea constantemente.

Hematuria

La hematuria es una condición en la que el paciente encuentra una gota de sangre al inicio y al final de la micción. Si hay una vena prostática rota o hay erosión de la próstata hipertrofiada, el sangrado puede ser incluso alarmante. Dicha condición, cuando el sangrado se debe a la ruptura de una próstata hipertrofiada, entonces debe haber tratamiento inmediato. Esta condición de la próstata se conoce como próstata "señuelo" por algunos médicos.

Insuficiencia Renal

Con la hipertrofia de la próstata, cuando hay supresión de orina y la excreción es menor de 300 ml de orina en veinticuatro horas (una condición llamada anuria) y se registra hematuria, el caso debe tratarse separadamente del tratamiento de anuria. La insuficiencia renal en la mayoría de los casos, no se considera un resultado de la hipertrofia prostática.

CARACTERÍSTICAS SINTOMÁTICAS DE LA HPB

La hipertrofia prostática (hipertrofia prostática benigna) no ocurre de la noche a la mañana, en realidad toma años. Se presenta gradualmente y tiene ciertas fases.

Primera Fase

Hay una progresión pacífica de la hipertrofia de la próstata a la edad de los cincuenta aproximadamente y el paciente no sabe cuándo comenzó la hipertrofia, porque no hay muchos síntomas. A veces, el paciente tiene orina frecuente y no se preocupa al respecto. Piensa que esto se debe quizá a la ingesta excesiva de agua durante el día. En invierno, piensa que el agua que toma no tiene otra salida (como en el sudor), y por ello la frecuencia de la orina ha aumentado. En veranos, si la orina gotea o si es menor cantidad con menor frecuencia, lo atribuye al verano mismo y a la sudoración excesiva. Primero intenta con medicinas caseras o con algunas tabletas digestivas y se siente cómodo después de uno o dos días, el problema de la orina ya no se presenta. Si hay ardor durante la micción, entonces consulta a un médico y toma algunos medicamentos que proveen alivio sintomático. Nadie piensa que está cerca o por encima de los cincuenta años de edad y que debe examinarse la próstata. Dicha consciencia no está inculcada entre los hombres hindúes. En Estados Unidos, esta consciencia es mucho mayor e incluso hay algunas instituciones dedicadas a la próstata, donde se realizan chequeos periódicos.

De esta manera, en la primera etapa los problemas como los hemos presentado antes son totalmente descuidados. El paciente presenta más deseos de orinar y su frecuencia en la micción aumenta dos o tres veces más que en su hábito normal. Como se señaló en el párrafo anterior, el paciente tiene ardor al orinar y algunas veces debe esperar para que comience la orina. Siente que el flujo de orina del pene no tiene la presión que solía tener. Pero todos estos síntomas son temporales y no persisten por mucho tiempo. Cuando el paciente comienza a caminar y a moverse, la orina pasa sin retraso. Si el paciente permanece acostado en cama por mucho tiempo, sentado viendo televisión o leyendo, siente un retraso en la micción pero el movimiento puede borrar este retraso. Los deseos de orinar durante la noche son mayores, pero no le molestan. **La maravilla de esta primera etapa de la hipertrofia prostática es que no hay gran cantidad de orina residual y el paciente todavía puede vaciar la vejiga sin problema.** Estos síntomas vienen y van, pero el paciente no siente la necesidad de consultar a un médico. Es natural. Algunas veces, tenemos constipación o diarrea y tomamos remedios caseros o seguimos una dieta que acaba con dichos problemas. Dichos síntomas, sin embargo, constituyen un ligero trastorno y no una enfermedad. Aquí yace el verdadero problema por parte del paciente cuando quiere tratar la HPB. La primera etapa de esta hipertrofia continúa entonces por varios años.

Segunda Fase

Después de sufrir por años, los síntomas comienzan a aparecer y muestran que la hipertrofia de la próstata realmente ha ocurrido. El nuevo síntoma es que el paciente debe levantarse temprano en la mañana para orinar, esto es aproximadamente a las 4 ó 5 de la mañana, mientras que solía levantarse a las 6 ó 7 de la mañana. La presión lo obliga a levantarse de la cama, pero cuando va al baño, encuentra que el flujo es muy lento y que el chorro no tiene mucha fuerza. Una cosa puede hacerse aquí. Hay personas que toman un vaso de leche o un vaso o dos de agua antes de ir a la cama.

También se acostumbran a la idea de levantarse a orinar temprano en la mañana. La diferencia entre la HPB y la micción normal es que la persona con flujo normal de orina tendrá los deseos y cuando vaya al baño, el flujo de orina saldrá inmediatamente. En el caso de las personas con HPB, el paciente deberá ir al baño, pero encontrará que el chorro de orina es lento y con poca fuerza, aunque la vejiga esté distendida. Deberá entonces hacer esfuerzo, pero sin éxito alguno. (Debemos notar que el esfuerzo algunas veces provoca prolapso rectal o incluso hemorroides.)

Y lo extraño aquí es que la orina escapa involuntariamente cuando piensa que ha terminado de orinar. Espera entonces a que la orina vuelva a salir pero sin ningún éxito. Esta es la **segunda fase**.

Tercera Fase

Hay una noción universal y una comprensión de las enfermedades. Y esta comprensión consiste en que no hay necesidad de consultar a un médico si no hay síntomas. Si todo está bien de acuerdo con la rutina de trabajo de uno ¿por qué consultar a un médico? Lo mismo sucede con la HPB. No hay tratamiento necesario, a menos de que haya síntomas. Se ha notado que las personas jubiladas y ancianas son más tendenciosas a la hipertrofia prostática, pero no tienen muchos síntomas o al menos no se molestan por la micción irregular y trastornada hasta que encuentran problemas más grandes que los obligan a ir a consulta. Esto sucede con aquellas personas que tienen una agenda apretada ya sea por razones sociales, de trabajo o de casa incluso después de la jubilación. Son hombres que están tan ocupados que dichos trastornos no los molestan, e incluso cuando los molestan, toman algunas hierbas caseras o hacen yoga para sentir un ligero alivio. El ligero alivio no significa que la próstata no esté hipertrofiada. Se ha hipertrofiado, pero la actitud del paciente hacia su cuerpo es tan informal que no se interesa mucho al respecto. Muestro mi respeto para aquellos que no muestran mucho interés por ligeros problemas de su cuerpo. Pero la mayoría de las personas mayores sufren muchísimo cuando no pueden defecar o cuando se encuentran indispuestos.

Regresemos pues a la tercera etapa de hipertrofia de la próstata. Cuando la próstata se hincha lo suficiente para comprimir la uretra, que pasa a través de ella, obstruirá el flujo de orina. Esto puede producir un deseo de orinar durante el día y la noche, y por otro lado, el flujo de orina se vuelve muy lento y dubitativo. El paciente no puede expulsar orina, excepto en pequeñas cantidades y sufre de incontinencia.

Como resultado de la hipertrofia prostática, la orina residual comienza a acumularse en la vejiga. Esta es la **tercera fase** de la enfermedad. Los síntomas de la enfermedad permanecen iguales como en la primera fase, pero agravan y comienzan a perturbar al paciente. En lugar de ir al baño dos veces en la noche, ahora va al baño seis o siete veces durante toda la noche. Por otro lado, el dolor comienza también en el abdomen bajo, en el área de la vejiga a causa de esta hinchazón. Los deseos de orinar aumentan. Mientras que el dolor en la primera etapa es ocasional, en la segunda etapa es frecuente. Algunas veces, el paciente no quiere dejar el baño, pensando que todavía queda algo de orina que debe expulsar.

Cuarta Fase

La tercera fase significa un incremento en la frecuencia de la micción. Ahora los miembros de la familia del paciente también observan que el paciente no deja de ir al baño. Esta micción frecuente es ocasionada por la introversión vesicular de la membrana mucosa prostática sensible. Esto sucede debido a la hipertrofia intravesicular de la próstata. La frecuencia de la micción está incrementada incluso durante el día. A causa de la hipertrofia prostática, hay estrés sobre el esfínter vesicular y un poco de orina escapa en la uretra prostática normalmente vacía. Esto produce una especie de emergencia, una acción refleja de vaciar la vejiga. De hecho, la hipertrofia de la próstata toma lugar de todos lados incluyendo el lado de la vejiga en la espalda, el lado uretral en el frente y de arriba abajo, porque la uretra está completamente cubierta por la próstata. Cuando esta hipertrofia está alrededor, es la **cuarta fase** de la enfermedad y uno debe orinar cada hora o incluso cada media hora. En esta etapa, puede haber ya sea hinchazón en la abertura de la vejiga u obstrucción de la orina por la hipertrofia de la vejiga.

Con la frecuencia incrementada de la orina, el Dr. Satyavrata Siddhantalankar ha citado una explicación muy buena. "Supongamos que no hay hipertrofia de la próstata y la vejiga recoge 50 onzas de orina en 24 horas y posteriormente supongamos que hay una posibilidad de expulsar sólo 10 onzas de orina por vez. Esto significa que uno expulsa orina cinco veces en 24 horas. Ahora supongamos que la hipertrofia de la próstata ha ocurrido con la misma persona y que se recogen 50 onzas de orina en la vejiga. Ahora hay obstrucción en la uretra, y ésta permite sólo que se expulsen de 6 a 8 onzas por vez en lugar de 10 onzas. Esto significa que la misma persona debe orinar de siete a ocho veces durante el periodo de un día. Habrá algo de orina residual que se queda en la vejiga y que puede dañarla a largo plazo." (Cortesía del libro: *De la vejez a la juventud a través del yoga*).

Cuando la orina residual aumenta, la frecuencia es cada vez mayor. Esta es la razón principal por la que gotea orina. Posteriormente, en el caso de descuidarse y de no tomar ningún tratamiento, la frecuencia es provocada también por la cistitis (infección del conducto urinario inferior – infección que desciende de los riñones a las estructuras adyacentes) y poliuria (frecuencia excesiva de orina) a causa de la insuficiencia renal.

Ahora bien, es momento de pensar en las operaciones quirúrgicas de la próstata.

EXAMEN DEL PACIENTE

A. Autoexaminación

Hay muchos padecimientos de la próstata y no todos pueden detectarse o examinarse por el propio paciente. Este libro ayudará a aquellos pacientes que están conscientes de su enfermedad y que han leído al respecto o que han consultado a un médico sobre la posibilidad de hipertrofia prostática, pero no se han examinado el recto. Además de la hipertrofia, la próstata puede tener cáncer, que puede detectarse por un especialista. Aquí tenemos una autoexaminación preliminar de hipertrofia prostática para que el paciente observe o lleve a cabo.

Examen del flujo de orina: sostener el pene, mantener el pene de forma que se sienta libre para orinar. Ahora observe el flujo de orina. Debe ser un chorro con fuerza y caer en forma de arco. Si cae verticalmente sin fuerza, se puede sospechar de un problema prostático.

Notar la frecuencia de la orina: hay una relación entre la frecuencia de la orina y la ingesta de agua, la cantidad de sudor, el ejercicio corporal y el tipo de trabajo de una persona. Una persona normal de 50 a 55 años de edad tiene deseos de orinar de tres a cinco veces al día y probablemente no orina en la noche después de dormir. El problema prostático puede sospecharse si la persona comienza a levantarse en la noche para orinar una o dos veces y en el día aumenta la frecuencia a seis o siete veces. De hecho, un cambio en la frecuencia y la cantidad del flujo de orina más o menos de lo normal indica problema en próstata. Normal tiene diferentes significados para cada individuo. Un hombre que bebe 10 vasos de agua y un hombre que bebe cinco vasos de agua tendrán diferentes normas de micción. Cualquier cambio en el momento de orinar, así como en la velocidad y la cantidad es anormal si el cambio se percibe después de la edad de los cincuenta a cincuenta y cinco años. Uno debe consultar a un médico lo antes posible.

Verificar estos síntomas

En síntesis, los síntomas de la Hipertrofia Prostática Benigna son: *micción frecuente, micción en la noche y temprano en la mañana, chorro débil de la orina, micción incómoda, incapacidad de retener el chorro y grandes deseos de orinar.* Ahora bien, es momento de ir al médico y hacerle una consulta.

B. Exámenes Hechos por el Médico

El primer método para examinar la hipertrofia prostática es un examen rectal.

1. **Examen rectal** se hace generalmente para localizar cualquier crecimiento. El canal anal mide aproximadamente 2.5 cm de largo y está rodeado de esfínteres externos e internos que normalmente están firmes y suaves. El examen rectal está hecho para conocer la situación anatómica de las hemorroides internas y la próstata. En el caso de la próstata, se hace de manera manual (de hecho usando ambas manos), una mano en las caderas y la otra en el recto. En el caso de hipertrofia benigna de los lóbulos laterales, se siente el aumento en su tamaño. Los lóbulos parecen suaves, convexos y típicamente elásticos, pero el elemento fibroso puede darle a la próstata una consistencia firme. La mucosa rectal puede moverse sobre la próstata. Con la palpación bimanual, puede sentirse

un lóbulo intravesicular. Debe ejercerse una presión sobre el ápex de la próstata insertando un dedo en el recto. Uno puede encontrar que la glándula hipertrofiada tiene un grado definido de movilidad. La orina residual puede sentirse como una hinchazón fluctuante sobre la próstata. Hay suficiente cantidad de orina residual presente que empuja la próstata hacia abajo, lo que hace que se sienta más grande de lo que es. Este ligero agrandamiento debe tenerse en consideración. Un cirujano experto que tiene experiencia en el examen rectal conoce este hecho. La vejiga no se siente llena.

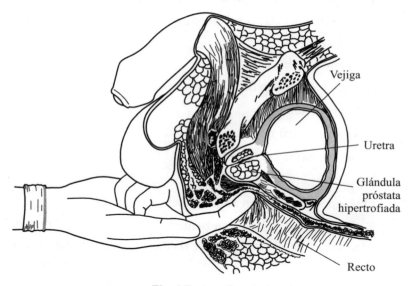

Fig. 4 Examen Rectal

Al paciente se le puede pedir que hable sobre el flujo de orina. Si la orina cae verticalmente sin fuerza para formar un arco, puede predecirse la hipertrofia prostática. Después de observar esta pérdida del poder de proyectar la orina, el médico debe realizar el examen rectal. **En muchos casos, el examen rectal es sumamente necesario.**

2. En la inspección, la región renal puede estar **suave**.

3. Si se inspecciona la lengua, puede estar seca o café (no es un signo confirmado de próstata hipertrofiada).

4. Hay un sistema para descubrir el grado de la enfermedad en caso de hipertrofia prostática. Se ha concebido una serie de preguntas respecto de la hipertrofia de la próstata. Esta lista es sólo para asesorar al lector sobre esta enfermedad, tal como se pueden encontrar otros cuestionarios en múltiples revistas para autoevaluarse en cuestiones referentes a la inteligencia, la obesidad, la digestión, la condición de los ojos, etc.

En caso de próstata, usted puede pensar en su experiencia en el último mes sobre:

a. Frecuencia de la orina.

b. Vaciado incompleto de la vejiga.

c. Goteo (intermitente)

d. Deseos de orinar o incluso urgencia.

e. Chorro de orina sin fuerza.

f. Esfuerzos para orinar.

g. Frecuencia de micción en la noche.

Todos estos rubros reciben puntos, digamos, un "no" menos de cinco veces en el mes pasado, recibe la marca de uno y así podemos seguir para cada uno de los temas. Todas estas marcas desde el rubro *a* hasta el *g* se suman. Mientras más marcas, más hipertrofia. Este método es bastante vago porque el hombre hindú tiene una tendencia a mostrar que está sano incluso en edad avanzada y prefiere no tomar ningún tratamiento y mucho menos pasar por una operación. Así pues, puede contestar las preguntas de manera incorrecta deliberadamente para evitar cualquier tipo de tratamiento.

Exámenes Patológicos

- Ultrasonido es el examen preferido por todos los médicos en pequeñas y grandes ciudades.

- El examen del recto también se hace por medio de **cistoscopia**. Para ello se necesita un instrumento llamado "cistoscopio". Dicho instrumento provee una información más confiable respecto de la enfermedad.

- Cuando la operación de la próstata es inminente, los médicos realizan una cistouretroscopia. Es un preliminar esencial para la prostatectomia, cuando la operación no es transvesical. Este examen revela la presencia de cualquier crecimiento, divertículo o cálculos no-opacos. También puede ofrecer información sobre si hay o no fisura uretral u obstrucción del cuello de la vejiga. Este examen también es esencial si hay historia de hematuria.

- Examen de sangre para buscar **urea en la sangre**, conteo de glóbulos blancos en la sangre (5000-10,000/ cu mm como normal) y la reacción de Wassermann también son importantes. La urea en la sangre (normal de 25-40 mg por ciento) y el **VSG** (0-15 mm por hora es normal) presentarán un aumento con referencia a la normalidad.

- La **pielografía** excretoria se conduce para estudiar la función renal. Se omite sólo si el paciente muestra signos clínicos de insuficiencia renal o si la urea en la sangre está alta.

- Examen **Antígeno Específico de la Próstata (AEP)**: es una proteína desarrollada por las células de la próstata. Este examen descubre los niveles de AEP en la sangre. Generalmente los niveles de AEP están bajos en los hombres, pero en el caso de una condición benigna o cancerosa de la próstata, los niveles de AEP están altos. No obstante, los niveles de AEP no ofrecen información suficiente para confirmar próstata benigna o cancerosa. (Los niveles normales de AEP deben ser menores de 4 mg/ml)

- Se lleva a cabo un examen de **IVU** para informar sobre la forma y la posición de la uretra.

- **Examen de flujo de orina**: hay un tipo especial de instrumento, y al paciente se le pide que orine. Medirá qué tan lento o qué tan rápido es el flujo de orina. Un flujo reducido es un indicador de HPB.

- Un **pielograma** confirmará o excluirá la presencia de hidrouréteres y de hidronefrosis. También puede usarse para saber si hay divertículos. Si se realiza el examen después de la micción, uno puede conocer la cantidad de orina residual.

- **Evidencia radiológica** (rayos X) es uno de los mejores métodos para evaluar el cuadro completo de orina residual.

- El **Doppler color** es una herramienta muy útil para órganos llenos de fluido.

- La **resonancia magnética endorrectal** también puede llevarse a cabo en muchos casos.

Algunas veces es esencial una **gammagrafía ósea** junto con una **tomografía**.

Métodos de Tratamiento de la HPB con o sin Cirugía

En caso de retención de orina, su médico lo pondrá inmediatamente bajo **cateterización**. Este es el primer paso de tratamiento. (Se puede leer más al respecto bajo el encabezado de *Prostatectomia*)

Tumt y Tuna

Cuando la cateterización no es muy efectiva, se lleva a cabo una TUMT. Una TUMT es una *Termoterapia con Microondas Transuretral*. Hay un postatron que destruye el tejido excesivo de la próstata. Es un procedimiento complicado. Mientra la computadora manda señales de calor, la otra parte de la máquina enfría la uretra, de tal manera que no haga daño. Este examen se encuentra disponible en los grandes hospitales. La TUMT no ayuda a reducir la hipertrofia, aunque puede reducir los deseos de orinar, así como la frecuencia, la retención y los esfuerzos. La TUNA es la *Ablación Transuretral con Aguja*. La TUNA funciona con el mismo principio de calor sobre un área bien definida de la próstata. El calor se genera a través de energía de baja frecuencia. Tiene las mismas limitaciones de la TUMT y la hipertrofia prostática no se corrige.

Cirugía Transuretral (TURP)

¿Quién es el paciente que prefiere curarse de retención de la orina y otros padecimientos relacionados y se realiza una TUMT o una TUNA? Incluso los médicos no recomiendan dichos métodos tan costosos que no sirven para propósitos permanentes en el caso de la hipertrofia prostática. Si la hipertrofia no es muy grande, la cirugía transuretral puede recomendarse por los médicos, y los pacientes son candidatos en el 90 por ciento de los casos. La razón es que la próstata se considera una glándula a la que se le atribuye la capacidad sexual (¿?) por los hombres y ningún hombre desea que le remuevan la próstata totalmente. No hablo por parte de los Estados Unidos y otros países desarrollados donde la gente tiene los medios necesarios para experimentar y esperar los resultados. La palabra TURP es *Resección Transuretral de la Próstata*. Un instrumento llamado "resectoscopio" se inserta en el agujero del pene. A través de este instrumento, los tejidos actúan con ayuda de ondas eléctricas y los vasos sanguíneos se sellan. Con los instrumentos necesarios se remueven las terminaciones del tejido de una sola vez. Las piezas extirpadas se llevan a la vejiga y al final de la operación, son expulsadas.

Cirugía Láser

Es un procedimiento quirúrgico que hace uso de fibras de láser para vaporizar el tejido de obstrucción. La fibra láser se inserta en la uretra con ayuda de un cistoscopio y la energía láser pasa entonces por unos cuantos segundos. El láser destruye el tejido de la próstata hipertrofiada y lo encoje. Este tipo de exposición al láser no es muy común y no se conocen efectos secundarios hasta el momento. No es una cirugía abierta, pero el paciente se debe anestesiar.

Prostatectomia (Operación Quirúrgica de la Próstata)

Es una cirugía abierta en la que se hace una incisión externa. Cuando la glándula está muy hipertrofiada y hay complicaciones urinarias por esta hipertrofia, entonces se lleva a cabo este procedimiento.

Cerca del treinta o cuarenta por ciento de los pacientes que se realizan una prostatectomia deben someterse a dicha operación por problemas de retención de orina aguda o crónica. El tratamiento de estos casos es que los pacientes con buena salud general, que no tienen signos clínicos de infección o insuficiencia renal deben someterse a una prostatectomia. Los pacientes que no pueden operarse inmediatamente por problemas de salud, entonces deben someterse a un drenaje preliminar en donde se les inserta un catéter uretral seguido de una prostatectomia 8 ó 10 días después. La cistotomía suprapúbica está reservada únicamente para pacientes con riesgos muy pobres. El drenaje preliminar por medio de un catéter uretral tiene gran aceptación en los pacientes. Permite que la congestión de la próstata y la vejiga cedan. En el receso entre esta etapa y la operación, el cirujano puede aplicar todos los estudios necesarios. Este receso mejorará la condición del paciente también. Mientras tanto, el énfasis principal es disminuir los niveles de urea en la sangre del paciente. Los antibióticos que se administran con la operación ofrecen una protección adecuada contra las infecciones.

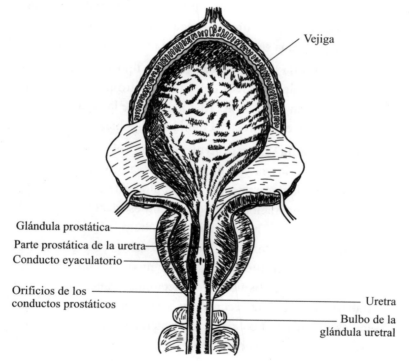

Fig. 5 Sección transversal de la vejiga y parte de la uretra

Tipos de prostatectomia

Existen cuatro tipos principales de prostatectomia que se practican comúnmente.

1. **Prostatectomia suprapúbica**: en este tipo de operación la próstata se alcanza a través de la vejiga. Este tipo de operación tiene una base científica que hay un plano de abertura entre la parte adenomatosa de la glándula y la cápsula falsa compuesta por la próstata normal comprimida. Es a través de este plano de abertura que la glándula se enuclea dejando atrás la cápsula falsa, que contrae y forma un patíbulo sobre el cual se regenera la nueva uretra prostática. El recubrimiento epitelial de esta uretra regenerada se origina desde la mucosa arriba y abajo.

2. **Prostatectomia retropúbica**: en este tipo de operación la próstata se palpa a través del espacio retro-púbico en frente de la vejiga en lugar de acceder a través de la vejiga en sí, tal como se hace en la prostatectomia suprapúbica.

3. **Prostatectomia transuretral**: cuando el paciente tiene obstrucción urinaria y la hipertrofia de la próstata no es muy grande, particularmente de los lóbulos laterales, se adopta esta ruta de operación. Esta operación es ideal para pequeña próstata fibrosa, hipertrofia del lóbulo medio, pequeña próstata adenomatosa y carcinoma prostático. La resección se hace bajo visión directa ya sea por medio de una diatermia o por otros medios. La prostatectomia transuretral es un trabajo que requiere precisión y sólo pueden llevarla a cabo los especialistas. Los cirujanos generales no se aventuran a realizar este tipo de operación.

4. **Prostatectomia perineal**: como el nombre lo indica, perineal está relacionado con la región del perineo y por consiguiente, la aproximación se hace a través de la uretra pasando un boje

de metal y se hace una incisión en frente del ano. Esto significa que el cirujano alcanza el cuerpo de la próstata directamente. Este tipo de operación no es muy popular en India.

Complicaciones postoperatorias después de la prostatectomia

1. Sangrado o **hemorragia** es la complicación más seria y más importante que se presenta después de una prostatectomia. La retención de coágulos puede resultar del bloqueo del catéter o del conducto de drenaje por un coágulo de sangre. El lavado continuo de la vejiga y la instilación de solución de citrato ayuda a evitar esta complicación.

2. Una **pequeña infección** después de la operación es inevitable debido a la presencia de grandes partes de carne viva superficial en la base prostática. Es poco común encontrar un grado serio de sepsis, a menos de que la vejiga se haya infectado previamente.

3. La **epididimitis** es otra complicación. Algunos cirujanos prefieren realizar una división bilateral del vas deferens como procedimiento de rutina antes de la prostatectomia para evitar esta complicación.

4. **Complicaciones cardiacas y respiratorias**: estas complicaciones pueden ocurrir en el periodo postoperatorio, porque los pacientes son mayores. A fin de evitar estas complicaciones, los médicos verifican la condición de los órganos respiratorios y cardiacos en los estudios preoperatorios.

5. **Insuficiencia renal**: el cirujano tiene que saber correctamente el estatus de la función renal antes de conducir una prostatectomia. La prostatectomia no es una operación menor y si los riñones no están funcionando adecuadamente por la

presión en la espalda, puede fallar después de la operación, debe administrarse muy cuidadosamente infusión de fluido, ya que en insuficiencia renal la ingesta de fluido agrava la condición.

6. **Constricción del cuello de la vejiga**: es como cuando un pedazo de tejido permanece después de la remoción del adenoma prostático. Esto toma parte en la contracción generalizada de la base prostática y causa formación posterior de fisura. La trigonectomía se realiza para evitar esta complicación. [La operación del trígono. El trígono es un área triangular en la base de la vejiga entre los dos orificios de la uretra arriba y lateralmente, así como los orificios de la uretra interna abajo y centralmente.]

7. **Osteitis púbica** [La osteitis es la inflamación de todo el hueso incluyendo la médula y la corteza.]: Esta complicación postoperatoria se desarrolla por la expansión de infección del espacio retropúbico. Cuando los cambios óseos ya han tomado lugar (común en personas de edad avanzada), la superficie posterior de la sínfisis púbica se corta y el cartílago necrótico y el hueso se legra.

¿CUÁNDO HAY NECESIDAD DE OPERAR?

Después de que el médico conduce un examen rectal y el paciente ha pasado por varios exámenes específicos como ultrasonido, examen de orina, de sangre, de heces, etc. y se declara la hipertrofia prostática, el paciente debe saber si necesita una operación de la próstata o no.

• Debe notar que la frecuencia de la orina sola no es nunca una indicación para remover la próstata (prostatectomia). El progreso natural de la hipertrofia prostática benigna es variable y raramente agrava incluso después de diez años de pasar la primera, la segunda y la tercera etapas como se describen anteriormente. Un paciente con síntomas de micción frecuente por nueve años, difícilmente presentará más síntomas, mientras un grado semejante de síntomas alcanzado en tres años es una indicación mayor de cirugía.

- La dificultad aumentada en la micción con frecuencia considerable tanto durante el día como durante la noche, el retraso en el comienzo de la orina y un chorro pobre son los síntomas comunes para que se necesite una prostatectomia.

- Aquellos que físicamente están fuertes, pueden resistir la infección de los instrumentos quirúrgicos, en caso de presentarse una. Asimismo, esta operación es recomendable para aquellos pacientes que no pasan de la edad de los ochenta años.

- La orina residual de 200cc o más, una urea elevada en la sangre, hidrouréter o hidronefrosis demostrados en la urografía así como manifestaciones urémicas garantizan la necesidad de la operación.

- La retención aguda de la orina que no se alivia al pasar un catéter y vaciar la vejiga, también pide una operación.

- Los pacientes que tienen complicaciones como cálculos, infección y formación de divertículos también necesitan la operación.

- Los pacientes con hemorragia o sangrado venoso de una vena en la próstata que no dejan el drenaje con el catéter, necesitan la operación de forma inmediata.

- La instalación permanente de un catéter, sea uretral o suprapúbica es una rareza y por consiguiente, se requiere la prostatectomia o más correctamente la remoción de la hiperplasia (contenidos fluidos excesivos) adenomatosa (quiste benigno), por una de las cuatro rutas antes presentadas.

SECCIÓN – III

PROSTATITIS, PRÓSTATA TUBERCULOSA Y CÁLCULOS PROSTÁTICOS

La prostatitis es la inflamación de la próstata, principalmente debido a la expansión bacterial de la uretra. La presencia de cateterización urinaria puede también producir la prostatitis. Esta inflamación causa dolor al orinar y la frecuencia de la micción también aumenta. Puede incluso causar fiebre y secreción de pus. A través del examen rectal, uno puede palpar una próstata hipertrofiada. Los antibióticos ayudan a limpiar la infección. En ciertos casos, puede hacerse una prostectomia transuretral.

En ambos casos de prostatitis aguda y crónica, son las vesículas seminales las que se infectan usualmente. En algunos casos, la uretra prostática tamben está involucrada y hay diversas condiciones patológicas. Puede haber infección de cualquier estructura, ya sea de la uretra posterior, la próstata o las vesículas.

PROSTATITIS AGUDA

Etiología

En la mayoría de los casos de prostatitis aguda, el organismo responsable es el E. Coli. Antes del advenimiento de la investigación moderna, el organismo más comúnmente implicado era el Neisseria gonorrheae. Los otros son los estafilococos y los estreptococos. La infección es hematógena y puede originarse de un órgano distante, por ejemplo: amígdalas infectadas, diente cariado, furunculosis y diverticulitis. En unos pocos casos, la infección se origina de la uretra de forma ascendente o de los riñones y la vejiga en el orden descendente. La prostatitis aguda normalmente resulta de la extensión local de un proceso inflamatorio en la uretra o la vejiga. El proceso de inflamación puede involucrar el órgano completo o sólo abscesos localizados.

Síntomas, Rasgos Clínicos

La infección en la próstata es mayormente hematológica y las manifestaciones generales son más prominentes que las locales. El hombre que sufre de prostatitis tiene dolor en todo el cuerpo, escalofríos, se siente enfermo y tiene dolor de espalda. Puede haber fiebre alta hasta 102° F. Todos los síntomas se parecen a los de la influenza. La disuria es también un rasgo común. La pesadez perineal, la irritación rectal y el dolor en la defecación también pueden ser manifestaciones asociadas. Sentarse es muy incómodo para el paciente. Algunas personas también se quejan de secreción uretral pero es muy rara. Si la infección se expande a la vejiga, la frecuencia de la orina es mayor. En caso de que se haga un examen rectal, éste revelará una próstata dolorida y sensible y un lóbulo estará más hinchado que el otro. Las vesículas seminales pueden estar involucradas.

Patología

Cuando se hace un examen histológico (el estudio microscópico de la estructura y la función de los tejidos), éste revela infiltración neutrofílica (crecimiento óptimo en el rango neutral del pH externo), infiltración tanto del estroma (espacio y solución acuosa encerrada en la membrana interna de un cloroplasto) como de las glándulas.

Precaución y Tratamiento

Uno debe buscar tratamiento para esta infección. Si no se trata a tiempo, siguen ataques recurrentes con síntomas severos. La infección puede expandirse a los testículos y al epidídimo. Los exámenes de orina revelarán la infección y el paciente entonces deberá reposar al menos diez días y evitar el alcohol. El paciente deberá evitar tener relaciones sexuales. Normalmente, se prescriben antibióticos para este tratamiento.

PROSTATITIS CRÓNICA

Etiología y Patogénesis

Cuando la prostatitis aguda no se trata a tiempo, se vuelve crónica. La prostatitis crónica siempre es una secuela de la aguda. Clínicamente, es más significativa que la prostatitis aguda debido a su tasa alta de recurrencia. En la mayoría de los casos, es una causa común de recaída de infección del conducto urinario en hombres. Es difícil encontrar al organismo responsable de ello, pero la pus está presente en las secreciones prostáticas. El organismo responsable predominante de dicha infección es el E. Coli, los estafilococos y los difteroides en ese orden. Algunas investigaciones muestran que en casi cuarenta por ciento de los pacientes hay bacterias y los cultivos son positivos en aproximadamente el setenta por ciento de los casos.

Tanto las condiciones bacteriales como las no bacteriales existen en la prostatitis crónica. La prostatitis bacterial ocurre insidiosamente y no como una consecuencia de la prostatitis aguda. Sin embargo, los organismos causativos son los mismos que en la prostatitis aguda. La prostatitis bacterial ocurre antes de que la U.T.I. (infección del conducto urinario) manifieste sus síntomas. Por otro lado, la prostatitis no bacterial se supone que tiene un origen viral. No ocurre antes de la U.T.I. como en el caso de la variedad bacterial. Obviamente, la próstata se hipertrofia y se vuelve sensible y dolorida. En la etapa posterior, ocurre fibrosis y la próstata se vuelve más pequeña y más dura.

Rasgos Clínicos

- Los síntomas y los rasgos clínicos de la prostatitis crónica tienen grandes variaciones. Principalmente ocurre en hombres de edad avanzada.

- Las manifestaciones clínicas son semejantes tanto para las formas bacteriales como no bacteriales de la condición.

- La prostatitis crónica puede resultar en disuria, frecuencia urinaria, deseos de orinar, hipertrofia prostática y dolorimiento, aunque con frecuencia puede ser asintomática.

- La epididimitis aguda o medianamente aguda ocurren normalmente cuando existe prostatitis. Si ésta ocurre, no es tuberculosa.

- Puede causar uretritis posterior crónica y se necesitan ciertos exámenes para confirmarla.

- Hay dolor intenso en el recto y el perineo. Si el paciente se sienta sobre una superficie dura, el dolor agrava.

- El dolor también se experimenta en la espalda baja y puede extenderse hacia las piernas. Dicho dolor normalmente es considerado como lumbago, pero no puede ser igual porque está relacionado con el recto y el perineo. Aquellos que toman tratamiento ortopédico o fisioterapia no se ven muy beneficiados en el lumbago.

• Todos los síntomas coinciden con artritis, neuritis o incluso con conjuntivitis, pero no están relacionados con síntomas de prostatitis, a menos de que esté presente la formación de pus.

• Hay ataques recurrentes de fiebre que dura por dos o tres días y se acompaña de malestar.

• Eyaculación prematura, prostatorrea e impotencia son las condiciones que por lo general están asociadas con prostatitis crónica.

Patología

En la histología, se encuentra que la prostatitis crónica es el resultado de una reacción inflamatoria con agregación prominente [Agregación de linfocitos que son no específicos no debería considerarse como prostatitis crónica, porque se debe al envejecimiento. Desde luego, si existen células inflamatorias, la condición debe tomarse como se señalaba anteriormente.] de numerosos linfocitos, células de plasma, macrófagos y neutrófilos con los acini glandulares (tipo de tumor o célula) y estroma fibrótico. Hay calcificación laminada (**Corpora amylacea**) limitada a las glándulas.

Diagnosis

El examen del recto no confirma la diagnosis. Cuando se siente suave el órgano, se considera anormal. Cuando el órgano se siente más pequeño o más duro, incluso entonces está anormal. Usualmente en casos crónicos suaves, no puede detectarse cambio alguno en el órgano. La confiabilidad o confirmación de la prostatitis se hace por medio del examen patológico del fluido prostático.

El examen del fluido prostático confirma la diagnosis. El fluido puede obtenerse masajeando la próstata. El fluido prostático normal es un poco opalescente (perteneciente a un ópalo) y viscoso (pegajoso). Un espécimen manchado muestra muchas células de pus y algunas veces bacterias.

Si se hace una ureteroscopia, ésta revelaría inflamación de la uretra prostática y uno puede ver la pus exudando de los conductos prostáticos. El verumontanum (Coliculus seminales) puede estar hipertrofiado.

Primeros Auxilios en Problemas Urinales y Prostatitis

[Es mejor si consulta a un naturópata para obtener guía al respecto]

- Si hay **sensación de ardor mientras orina**, tome jugo fresco de **cilantro**. En hindi, el cilantro se conoce con el nombre de "Dhania". El cilantro es un diurético natural. Prepare té de cilantro o incluso prepare una infusión. El té hace la orina más alcalina. Hay otro método de tomar cilantro para tratar el ardor de la orina y la infección de la próstata: remoje cerca de 15 gramos de cilantro en agua por una noche. En la mañana, muela el cilantro para hacer una pasta, añada una taza de agua y luego fíltrela con un lienzo. En India se le suele agregar un poco de "Mishri" (una especie de dulce típicamente hindú) y bébalo en la mañana. Repita la operación por dos días.

- Tome cinco hojas de **albahaca (Tulsi en hindi)** todos los días, es un gran preventivo para cualquier **infección urinaria** como ardor o retención de la orina. Si hay sensación de ardor en la orina, tome 20 hojas de albahaca y tómelas con agua después de mantener algunas entre el paladar y la lengua. La albahaca no debe masticarse con los dientes.

- Si hay **pérdida del control sobre el flujo de orina**, o se sale involuntariamente, tome **nuez moscada** molida en agua. Es una semilla dura y aromática que se muele y se usa como especie. En hindi se conoce con el nombre de "Jaiphal".

- Si hay **dolor al orinar**, y se le ha diagnosticado prostatitis, junto con los medicamentos prescritos, tome leche con un poco de polvo de cúrcuma. En un vaso de agua tibia, añada media cucharada de polvo de cúrcuma, disuélvalo y tómelo en el desayuno.

- En prostatitis, el gel fresco de Aloe vera es muy útil. Este se encuentra disponible en muchas tiendas. Una cucharada de Aloe vera, tres veces al día es muy útil. Es un antiinflamatorio, un purificador de la sangre y un refrescante para el cuerpo. En casi todas las enfermedades puede tomarse Aloe vera.

- Si se siente débil y drenado por problemas urinarios; orina frecuente, goteo de orina, orina escasa, tome una taza de leche en la mañana y la tarde. Puede calentar la leche en una vasija de plata y luego se la toma inmediatamente.

- Tomar jengibre puede ser útil **durante la micción y la hematuria**. Tome jengibre seco ("Saunth" en hindi), muélalo y fíltrelo con un lienzo. Puede tomarse con una taza de leche tres veces al día.

Prostatitis Granulomatosa

"Granulomatosa" estrictamente significa *forma que contiene gránulos con inflamación*. Es de dos tipos:

El primer tipo es granuloma no específico (una masa circunscrita o un nódulo compuesto principalmente de histiocitos) que son secundarios para prostatitis ya sea aguda o crónica. La causa ha sido atribuida a la retención de secreciones prostáticas. El examen histológico revela células inflamatorias con granulomas bien circunscritos o células epiteliales gigantes con trazas de eosinófilos.

El segundo tipo es tuberculosis de la glándula prostática. Usualmente hay tuberculosis del conducto genitourinario. Este tema se detalla a continuación.

Tuberculosis de la Próstata

La tuberculosis de la próstata y las vesículas seminales coexisten con la tuberculosis renal en al menos sesenta por ciento de los casos. En la mitad de dichos casos, hay un historial de tuberculosis pulmonar en cinco años de establecimiento de tuberculosis genital.

La tuberculosis de la próstata no es muy común. La tuberculosis de las vesículas seminales, una o ambas, es mucho más común. Cuando se examina un paciente con epididimitis tuberculosa crónica, no hay síntomas referidos a los genitales internos. Es al examinar el recto que uno encuentra las vesículas afectadas. Pueden ser nodulares y pueden estar doloridas y sensibles. En el proceso de tiempo, la vesiculitis seminal tuberculosa puede dar lugar a congestión y edema de la base de la vejiga, posteriormente a cistitis basal.

En caso de tuberculosis de próstata, el examen rectal revelará uno o más nódulos bien definidos cerca del margen superior o inferior de uno o ambos lóbulos laterales. En algunos casos, se siente una gran masa ocupando una posición casi central. Los nódulos en la próstata no tienen la dureza que se encuentra en el caso de carcinoma prostático.

Síntomas

- Como regla, una secreción uretral es el primer síntoma de la tuberculosis de la próstata. En el evento de este síntoma, debe hacerse una diagnosis diferencial para la gonorrea y una uretritis bacterial totalmente dependiendo de los descubrimientos bacteriológicos. La próstata, en la primera etapa de la tuberculosis, generalmente se siente normal.

- En casi veinticinco por ciento de los casos, hay eyaculaciones dolorosas manchadas de sangre.

- Hay dolor suave en el perineo.

- Hay reducción de fertilidad en aquellos que tienen prostatitis tuberculosa o incluso vesiculitis seminal bilateral. Ochenta por ciento de los casos son estériles. Un hombre siempre está preocupado por la fertilidad y la prostato-vesiculitis tuberculosa pueden diagnosticarse al examinar el semen.

- Cuando la tuberculosis se deja sin tratamiento por algún tiempo, la uretra posterior se involucra ya sea por extensión directa de la próstata o por la descarga de un absceso prostático. En dicho caso, la micción es dolorosa y algunas veces ocurre hematuria.

INVESTIGACIONES

Radiografía

En la radiografía pueden verse algunas áreas de calcificación en la próstata o en las vesículas seminales. Si el área de calcificación es grande y está regada, es signo de tuberculosis, en lugar de cálculos prostáticos endógenos.

Examen bacterial

Los exámenes bacteriales de fluido seminal dan cultivos positivos de bacilos tuberculosos en la mayoría de los casos de próstata tuberculosa.

Uretrografía retrógrada

La uretrografía retrógrada generalmente revela uno o más conductos prostáticos dilatados. Típicamente, son múltiples. Si los conductos están dilatados, es indicativo de prostatitis crónica. Los conductos prostáticos dilatados no son específicos de tuberculosis. Por otro lado, si los conductos están dilatados, y además hay bacilos tuberculosos en el semen eyaculado, esto confirma la diagnosis de tuberculosis.

CÁLCULOS PROSTÁTICOS

Los cálculos como los conocemos, son formaciones de piedras. Los cálculos prostáticos son de dos tipos. Uno es endógeno y el otro es exógeno.

Los cálculos exógenos [exógeno significa producido de afuera del organismo.] son comparativamente extraordinarios. Mayormente, son cálculos urinarios, que se detienen en la uretra prostática. Como regla, los cálculos ocurren menos frecuentemente en la uretra que en cualquier otra parte del conducto urinario. Un cálculo uretral puede originarse principalmente en la uretra detrás de una constricción o en un divertículo uretral infectado. Hay muy poco alcance para un cálculo que ha migrado del uréter en bultos prostáticos o porciones de la uretra. Los cálculos migratorios pueden detenerse en la uretra de los niños menores de dos años de edad, porque tienen un cuello vesicular largo.

Cálculos prostáticos endógenos [endógeno se produce desde adentro, ocurre o se controla desde el interior del organismo.] se componen mayormente de fosfato de calcio y material orgánico. La mayoría de los casos de cálculos endógenos son asintomáticos y se descubren en las radiografías de la pelvis, cuando el paciente se hace una prostatectomia. Los síntomas, si se presentan, varían en severidad y son semejantes a los de la prostatitis crónica o a la obstrucción prostática.

Si se hace un examen rectal, el cálculo es difícil de diferenciar del carcinoma de la próstata. En los rayos X, los cálculos parecen tener una forma de herradura o de círculo.

Los cálculos endógenos generalmente no garantizan la necesidad de la consulta médica, porque no manifiestan ningún síntoma exclusivo ni crea tampoco problemas. Cuando síntomas como retención de orina, micción frecuente, dolor en la región, etc. ocurren, entonces la prostatitis es la primera diagnosis sospechada, y si los cálculos están relacionados con ella, como se confirma en varios estudios, y se lleva a cabo la prostatectomia.

SECCIÓN – IV

CÁNCER DE PRÓSTATA

CÁNCER

El nombre de la enfermedad **cáncer prostático** es un terror para el paciente y sus familiares y amigos. De alguna manera, el cáncer se ha vuelto sinónimo de muerte. El terror es más que la enfermedad. Se cura exitosamente en ciertas condiciones.

Hay una idea dogmática entre el público que el cáncer es incurable. Esto no es verdad. El mundo médico tiene evidencia de que el cáncer puede curarse. **"La diagnosis temprana puede darnos una mejor prognosis"**, esto es real en el caso del cáncer. La causa primera que produce o promueve el cáncer no se conoce, pero hay razones para creer que una de las causas que se explican a continuación puede ser el disparador del cáncer.

Factores Causativos Posibles del Cáncer

* Deficiencia de potasio.
* Consumo excesivo de comida salada y uso de bicarbonato de sodio en la preparación de ciertos alimentos.
* Vivir en ambientes contaminados y por consiguiente, con menor ingesta de oxígeno.

- Uso indiscreto/ excesivo de drogas tóxicas ortodoxas que tienen efectos secundarios.
- Constipación crónica.
- Inhalar algunos humos tóxicos, exposición a los rayos X, rayos radioactivos, contacto con sustancias irritantes y químicos.
- Vacunas, lesiones, masticar tabaco y alcoholismo.
- Tatuajes en la piel.
- Excesivo uso de alcohol, fumar de forma excesiva, masticar tabaco y otros estimulantes.
- Embarazos frecuentes.
- Heridas, lesiones, mordeduras de animales e insectos, fracturas complicadas de huesos, etc.
- Ataques frecuentes de malaria y su medicación equivocada.
- Incisiones quirúrgicas.

Veamos lo que algunos investigadores han dicho respecto del cáncer.

- El cáncer puede curarse con medicamentos y no con cirugía, dicen el Dr. Deelman y el Dr. Murphy después de haber conducido un número de experimentaciones. (Capítulo nueve del libro "Cáncer, el cirujano e investigador" por Ellis Barker). El Dr. Deelman dice posteriormente que el **crecimiento canceroso se excita por incisiones quirúrgicas** y esto lo demostró en ratas.
- De acuerdo con otro estudio, **el cáncer no es una irritación loca, sino una condición sanguínea**, que causa un rompimiento en una u otra área debilitada (Periódico de Medicina Experimental, E. U. – 1925)
- El cáncer no es infeccioso e incluso si una persona sana recibe una transfusión de sangre de una persona con cáncer, no habrá

ningún efecto en dicha persona. (Refiérase a "Victoria sobre el Cáncer" por Cyril Scott.)

Gamer, Jordan y Haraknes escribieron una carta en el *Periódico Médico Británico* en 1938 señalando que el cáncer es la enfermedad de la civilización. Se debe al convencionalismo y por los hábitos alimenticios nocivos por parte de la civilización, así como por la desviación de lo natural y del estado normal de la salud en el conducto alimentario. En algunas comunidades, donde los nativos no han perdido el contacto con el primer principio de la alimentación y no tienen constipación por la ingesta alimenticia adecuada, no hay cáncer. Si esta aseveración es cierta o no, no puede decirse, pero **un aspecto del cáncer es claro, y esto es que se trata de una enfermedad producida por factores que se alejan de los productos naturales y porque se cocina en cazuelas de aluminio, en papel aluminio, etc. con el uso de los conservadores y las esencias artificiales.** Lugares donde los famosos establecimientos de comida rápida no han llegado, están libres de cáncer.

El cáncer por rasgos hereditarios se ha descartado de acuerdo con un estudio reciente y puede considerarse como una enfermedad constitucional. Pero de acuerdo con un famoso homeópata, **John H. Clarke:** "El cáncer es una enfermedad compleja y la formación de tumor puede considerarse como el capítulo final de la serie. La herencia juega un rol importante; el contagio juega quizá un rol menos importante; y otros factores algunas veces juegan un rol importante independientemente de los otros dos. La intoxicación de la sangre de muchos tipos puede ser un factor determinante en la causación de cáncer. (Referencia de "Cura de Tumores por Medicamentos" B. Jain Publishers, página 17). Más adelante, añade que hay una relación cercana entre la diátesis tuberculosa y la cancerosa. En familias con fuerte herencia tuberculosa, algunos desarrollan tuberculosis, mientras que otros desarrollan cáncer. La gota es un factor no menos importantes que los otros dos." (Página 165).

MIEDO DE CÁNCER EN PRÓSTATA

Cuando hay problemas en la micción en hombres de edad avanzada, la gente debe ir al médico para consulta y medicación. Un amigo mío no tuvo miedo a las drogas ni a los tratamientos cuando supo que tenía próstata hipertrofiada. Su miedo era al cáncer de próstata, aunque no se hicieron los exámenes para detectar cáncer. Así pues, sucedió que después de que se tomó el PSA (anfígeno prostático específico) y salió positivo. Este examen es para saber si el órgano es benigno o canceroso. Se le aconsejó cirugía, pero sus familiares y amigos no lo aprobaron porque tenía ya setenta y seis años de edad. En esta edad, cuando se diagnostica el cáncer, la gente en general no se somete a operaciones. Su salud por otra parte, estaba muy bien. Monetariamente estable e independiente. El médico sintió que la operación, si la tomaba, le ayudaría a vivir más. Mi amigo consultó a otros tres médicos para saber su opinión. Dos de ellos le aconsejaron la prostatectomia, pero uno de ellos le dijo que la pospusiera y que mejor hiciera algunos cambios en la dieta y realizara ejercicios de yoga. Swami Ramdev de Haridwar estaba en las noticias y eso probablemente impresionó al médico. Había confusión para mi amigo. Tres médicos estaban a favor de la operación y uno en contra.

¿Qué cree usted que hizo el anciano? Las opiniones podían variar, pero una cosa es segura que el cáncer de próstata no se desarrolló de una noche a la mañana. Había tomado diez años para desarrollarlo y no estaba consciente de éste hasta que síntomas como retención de orina, goteo y frecuencia aparecieron. Hasta entonces, había vivido con cáncer de próstata, desde luego sin saberlo. Algunas veces la ignorancia es una verdadera bendición. Una vez que supo que sufría cáncer, no sólo él sino todos sus familiares y amigos estaban sumamente preocupados. Este hombre era un oficial retirado del gobierno y su hijo era médico homeópata. Conocía a este hombre casualmente, pero su hijo me era muy conocido. Lo conocí en uno de los seminarios. Su hijo buscó mi consejo respecto de la condición de su padre. Le dije que no se realizara la operación y que mejor intentara los medicamentos homeopáticos.

En el campo de la medicina, nosotros los médicos no tenemos muy buena fama en nuestras propias casas. De hecho, no nos consideramos médicos para los miembros de nuestras familias. Dejamos que un médico ajeno a la familia trate los casos. "Ghar ka Jogi logra, Bahar ka jogi sidh" es un dicho en hindi. Significa que un santo es un santo real para los extranjeros, pero no para su propia familia.

Esto es lo que sucedió en casa de este joven doctor, cuyo padre tenía cáncer de próstata. Ya le había sugerido a su padre que no se sometiera a la operación y que mejor tomara tratamiento homeopático, pero su padre no creía en los medicamentos homeopáticos. Fue por su hijo que visité a su familia y discutí con su padre sobre la operación y el cáncer de próstata. Después de una consideración completa, estuvo de acuerdo en posponer la operación y tomar medicamentos homeopáticos. Le sugerimos un cambio en la dieta y en el trabajo. También le sugerimos algunos ejercicios de yoga. Inicialmente se le administró Cantharis 30, ya que tenía ardor en la orina. Después de tres días, cuando cedió el ardor de la orina, Sabal serrulata Q se le administró. Había estado tomando sólo cinco gotas de esta medicina diariamente por veinticinco días en un mes y desde hace cuatro años no ha presentado ningún problema prostático. Le dije al paciente que se hiciera un chequeo de próstata una vez más, pero no estaba preparado. "Que se quede ahí, si he vivido con este problema por décadas, pues qué se quede ahí. Me siento muy bien ahora y no tengo ningún problema. El cáncer ya es mi amigo." Solía responder. Ciertamente el miedo o la fobia al cáncer son más peligrosos que el cáncer en sí. En este caso, la malignidad microscópica parece haberse erradicado y el tamaño de la próstata se redujo considerablemente, de tal manera que el paciente no tenía ningún problema en el acto de la micción. La voluntad de vivir funciona más que el miedo a morir. Esta voluntad o deseo por vivir llega gracias al yoga y la meditación. No sé si era su voluntad de vivir, los medicamentos homeopáticos o el yoga regular lo que curaron al paciente.

Muchos médicos en los países occidentales creen que la hipertrofia de la próstata está ligada al cáncer prostático. Esta es la razón por la que los cirujanos en India también aconsejan la prostatectomia incluso cuando la hipertrofia prostática es benigna. De acuerdo con un estimado, de cuatro casos en Estados Unidos que se diagnostican con cáncer de próstata, más de tres personas mueren de cáncer de próstata cada año. Los problemas prostáticos han alcanzado proporciones epidémicas. De acuerdo con aseveraciones publicadas por una compañía medicamentosa en los Estados Unidos, si alguien tiene próstata hipertrofiada, el riesgo de desarrollar cáncer es mayor. Esta es la razón por la que después de los 65 años de edad, la prostatectomia es la segunda cirugía más comúnmente realizada en los hombres de Estados Unidos. La resección transuretral de la próstata es una cirugía muy común ahí. La hipertrofia benigna de próstata es una enfermedad muy conocida y usted se sorprenderá de que la gente haya establecido *Institutos de Investigación de Cáncer de Próstata* en Estados Unidos, como instituciones de diabetes, cáncer y tiroides.

Se ha establecido que la próstata es más susceptible al cáncer que cualquier otro órgano humano en el cuerpo. En Estados Unidos el cáncer de pulmón reclama más vidas que el cáncer de próstata, pero este último no está muy atrás. Se considera que es el segundo cáncer más letal. Para la edad de 65 años, casi dos de tres personas pueden tener ligero cáncer, o el llamado cáncer microscópico en la próstata aunque los síntomas son existentes.

El hecho más sorprendente sobre el cáncer (no sólo de próstata) es que las personas que tienen cáncer están inconscientes de su presencia por un número de años. El cáncer prostático también crece lentamente. Toma aproximadamente veinte a treinta años para la próstata crecer lo suficiente para su detección por medio de los exámenes modernos disponibles para dicho propósito. No hay problemas serios cuando crece el cáncer. **La gente muere de otros problemas relacionados como las enfermedades cardiacas y la insuficiencia renal y no de cáncer de próstata.** Para el momento en que el cáncer de próstata alcanza una etapa explosiva, la persona muere ya sea de muerte natural o de problemas cardiacos o diabéticos. La razón por la que el cáncer prostático todavía es desconocido, pero algunos investigadores dicen que el exceso de grasa eleva el nivel de la testosterona y promueve el crecimiento del cáncer. La baja ingesta de grasa puede, por consiguiente, menguar la progresión de los pequeños tumores malignos. Lo mejor es evitar la grasa después de los cincuenta años de edad.

No es sabido que la hipertrofia de próstata afecta en primer lugar o que el cáncer prostático se presenta antes de la hipertrofia prostática. Para que la hipertrofia llegue a producir síntomas, toma diez años o incluso más, igual sucede con el crecimiento de cáncer.

Fobia de Cáncer

Ahora llegamos a la fobia de cáncer. El cáncer se ha expandido a tal grado de que la gente que no sufre de cáncer también teme su presencia. Los ligeros trastornos como la coriza continua, la tos, las úlceras en la boca, la infección en la orina, etc. los hacen pensar en primer lugar en cáncer. Esta es la fobia al cáncer. Aunque recientemente, el sida ha provocado más temor que el cáncer.

El cáncer no tiene relación con la herencia, pero todavía esta fobia al cáncer prevalece en las personas cuya familia ha tenido una historia de cáncer. También en personas que han leído sobre cáncer y que han visto muertes de cáncer entre sus conocidos, la fobia al cáncer puede estar presente. Ver una muerte por cáncer en familiares cercanos es todavía más impactante. Uno ve personas con cáncer que de repente se debilitan día con día. Después del tratamiento con quimioterapia, uno ve que la persona pierde el cabello. Y un día puede llegar a morir. Ver dicha muerte horrible hace que la persona se deprima. Este miedo o psicosis estimulan el cerebro de una persona hasta preocupar y tensar constantemente. La primera etapa del cáncer puede surgir si la persona se encuentra bajo un ambiente contaminado y tiene malos hábitos alimenticios. Aquellos que sufren este tipo de fobia deben consultar al médico. Si esta gente duda en ir al médico, los familiares deben presionar a sus pacientes para que se examinen.

DIFERENCIA ENTRE CÁNCER Y TUMORES BENIGNOS

Todo mundo conoce el nombre de esta enfermedad y sus consecuencias, pero unas cuantas personas realmente conocen su significado, su crecimiento y su resultado. El cáncer es una proliferación celular rápida y anormal, un nuevo crecimiento de células. El crecimiento canceroso es caracterizado por ciertas particularidades definidas de metabolismo, estructura y asociación. La célula cancerosa tiene características que las diferencian de otras células. Este nuevo crecimiento obvio en el cuerpo es conocido como "neoplasma". Esto significa proliferación progresiva, parasítica y con frecuencia disruptiva. Este crecimiento continúa extendiéndose a expensas de otras células normales del organismo en una tasa lenta o rápida. El neoplasma también es conocido como tumor que tiene rasgos de hinchazón local e hipertrofia. Es más dura y no cede a la presión. Generalmente se localiza donde se encuentra el edema hinchado y cubre una gran área de piel. Si no es un tumor, puede conocerse como quiste. El quiste está lleno de fluido y cede a la presión. El neoplasma es de dos tipos: benigno y maligno.

Tumor Benigno

Los tumores benignos no crecen rápidamente y permanecen localizados, encapsulados y no tienen tendencia a infiltrarse. Generalmente no afectan a sus órganos vecinos. Su intención es desorganizar los tejidos. Se expanden localmente y no hay diseminación a otras partes del cuerpo por metástasis y no recurren después de la escisión. Las células del tumor benigno son casi semejantes a los tejidos y de tamaño y forma uniformes con células maduras que se le parecen. El estroma se organiza en grandes bandas y no hay ni hemorragias ni ulceraciones.

Tumor Maligno

Los tumores malignos o cancerosos crecen rápidamente y no tienen una tendencia a encapsularse. Permanecen localizados, pero infiltran los tejidos vecinos. Son dañinos, pues absorben la nutrición del huésped y producen productos tóxicos dando lugar a anemia, desgaste, caquexia y finalmente, muerte. Desorganizan los tejidos y forman úlceras abiertas. Se expanden por metástasis [La metástasis es uno de los rasgos más característicos de los tumores malignos, y es en realidad la habilidad la que se expande.] y se diseminan a los linfáticos, los vasos sanguíneos y los nervios. Si se extirpan, recurren después de la escisión donde la formación de hemorragia y úlceras es común. Sus células son variables en forma y tamaño y exhiben figuras mitóticas típicas y múltiples núcleos que tienen una mancha hipercromática. La mayoría de los vasos sanguíneos están enfermos y están rodeados de las células malignas. El estroma [el estroma es el espacio y la solución acuosa encerrados en la membrana interna de un cloroplasto.] es fino y reticulado.

Todos los tumores tienen dos ingredientes básicos, células neoplásicas que proliferan y que constan de parénquima del tumor y estroma de apoyo hecho de tejido conectivo y de vasos sanguíneos. No entraremos en detalles de tumores o crecimientos cancerosos. Brevemente ahora señalamos que "El cáncer se expande terriblemente en todos los tejidos que lo rodean que hacen que la remoción quirúrgica de la malignidad sea extremadamente difícil." Los tumores cancerosos se están expandiendo y contamos con herramientas muy limitadas para tratarlos. De acuerdo con una investigación llevada a cabo en 1997, cada año hay un porcentaje significativo de personas que mueren de cáncer en India.

CONDICIÓN EN TUMORES BENIGNOS Y MALIGNOS

Condición	Benigna	Maligna
Sangrado	Sin sangrado	Excesiva en próstata, útero, cuello y pulmones.
Tasa de crecimiento	Muy lenta	Muy rápida
Longevidad celular	Normal	Anormal
Cápsula	Una cápsula redonda alrededor del tumor	Sin cápsula, excepto en los tumores renales
Ulceración	No	Presente
Crecimiento de nuevo	No	Sí
Tamaño del tumor	Usualmente pequeño	Usualmente grande
Dolor	Ausente o raro	Muy doloroso
Tasa de multiplicación celular	Lenta	Muy rápida
Maduración celular	Buena	Células con frecuencia inmadura
Función celular	Restaurada	Perdida
Arquitectura del tejido	Mantenida	Perdida
Infección añadida	Ausente	Común
Prognosis	Buena	Mayormente pobre

CARCINOMA DE LA PRÓSTATA

[Hemos utilizado la palabra carcinoma para referirnos al cáncer. Un tumor maligno que surge del tejido epitelial se denomina "carcinoma" y un tumor maligno que surge del tejido conectivo se conoce como "sarcoma". Por lo general, el tumor benigno está designado añadiendo el sufijo "oma" al tipo celular del cual surgen. Un tumor benigno que surge del tejido fibroso se llama "fibroma". Un tumor cartilaginoso se llama "condroma" y un tumor benigno epitelial que surge de una glándula se llama "adenoma". **Así pues, como éste es un libro que busca el conocimiento seguro, hemos tomado cáncer y carcinoma como términos semejantes aunque son diferentes en el caso de la próstata.**]

Es un verdadero rompecabezas diagnosticar el caso de cáncer de próstata en las primeras etapas y es todavía difícil diagnosticar el caso antes de que el neoplasma se haya expandido más allá de la cápsula anatómica de la próstata. También sucede que el cáncer no se considera antes de la enucleación con la diagnosis de que fue un caso de hipertrofia benigna de la próstata. En el momento de la enucleación, la glándula parece fijarse posteriormente y la enucleación entonces se vuelve difícil. Es por consiguiente, esencial hacer una diagnosis definida de cáncer a través de exámenes histopatológicos.

La piel, los pulmones y el páncreas son las partes del cuerpo más comunes donde se desarrolla el cáncer. También puede desarrollarse en la médula, el sistema linfático y los huesos. Otras partes del cuerpo pueden tener cáncer, pero no son tan propensas a él. La próstata es uno de ellos que se supone que está libre de cáncer gracias a medidas dietéticas que se toman a tiempo cuando el hombre se encuentra en sus cincuenta años de edad. El crecimiento de cáncer comienza cuando los oncogenes en una célula o células se transforman por agentes conocidos como "carcinógenos". Los años pueden pasar antes de que el crecimiento celular cause síntomas. Incluso durante la fase oculta, la metástasis se desarrolla en los pulmones, el hígado, los huesos y el cerebro. En la mayoría de los casos, la confirmación del cáncer se hace por medio de una biopsia.

El carcinoma de la próstata es una condición maligna común en hombres que pasan de los cincuenta años de edad. Cerca del treinta por ciento de los casos de obstrucción prostática se ocasionan por el carcinoma. Los casos del cáncer prostático se encuentran en aumento en India debido a la longevidad en los ancianos. El cáncer prostático normalmente ocurre y se origina en el grupo externo de glándulas. Por consiguiente, la prostatectomia de la hipertrofia benigna de la glándula confiere poca protección del desarrollo subsecuente del carcinoma.

El tipo de **carcinoma es latente** en muchos casos. Al inicio, hemos señalado que si los hombres vivieran más de setenta y cinco años de edad, todo hombre tendría próstata cancerosa, pero en la mayoría de los casos, el grado de cáncer prostático no es mucho. Muchos de estos neoplasmas son pequeños y pueden haber permanecido latentes por años. Por consiguiente, parece que un carcinoma está presente con frecuencia en la próstata de un hombre de edad avanzada, esperando condiciones favorables para volverse activo. En Estados Unidos, se denomina carcinoma microscópico y con cada hipertrofia de la próstata, se sospecha que está presente en la mayoría de los casos.

El cáncer de próstata es esferoidal y con un grado de formación tubular. El tumor, por consiguiente, es lento en crecimiento. Se clasifican en dos: **Anaplástico** y **Adenocarcinoma**. El tipo anaplástico es mucho más maligno y se manifiesta mucho más agresivamente que un adenocarcinoma.

El hueso es un lugar común de metástasis distante de cáncer de próstata. Estas metástasis son osteoblásticas normalmente, mostrando áreas de densidad aumentada sobre los rayos X esqueléticos. El cáncer de próstata puede involucrar cualquier porción de la glándula, pero más comúnmente surge en la periferia. La mayoría de los cánceres de próstata son de origen epitelial (adenocarcinomas) y no sarcomas (origen mesenquimal) y dichos tipos de cánceres se relacionan con niveles elevados de antígeno específico de la próstata. Casi el 75% de carcinomas prostáticos se consideran que se originan en el lóbulo posterior de la glándula.

EXPANSIÓN DEL CARCINOMA

Expansión por Invasión Local

La **expansión del carcinoma de la próstata** está localizada. Un crecimiento que comienza en la zona posterior de la glándula se evita temporalmente de la extensión hacia atrás por la fuerte fascia de Denonvilliers (tabique rectovesical).

En la siguiente etapa, comienza a crecer hacia arriba para involucrar las vesículas seminales. Si el crecimiento sigue hacia arriba y se extiende, obstruirá la terminación más baja de **uno o ambos uréteres**, terminando en anuria.

Más adelante en la siguiente etapa, el carcinoma comienza en el lóbulo lateral implicando la uretra prostática y en una etapa más avanzada, la base de la vejiga se ve también invadida por cáncer. Se observa que el recto está involucrado ocasionalmente por la infiltración causando constricción de la pared rectal. **La mucosa no se ulcera, a menos de que esté traumatizada, por ejemplo por biopsia transrectal.**

Por Flujo Sanguíneo

La expansión del cáncer por sangre ocurre particularmente en los huesos. La próstata es el lugar más común de origen de metástasis ósea, seguida de los senos, los riñones, los bronquios y la tiroides. Los huesos pélvicos y las vértebras lumbares inferiores se ven particularmente afectadas. La proximidad frecuente de la metástasis ósea al crecimiento primario es por el flujo revertido del plexo venoso vesicular a las venas emisarias de los huesos pélvicos, en especial durante la acción de toser, estornudar, etc.

Expansión Linfática

La expansión linfática del carcinoma es a través de los vasos linfáticos pasando a lo largo de los lados del recto a los nódulos linfáticos a lo largo de la vena iliaca interna y en la cavidad del sacro. También se expande vía linfática a las vesículas seminales y sigue el vas deferente por una corta distancia para drenar en los nódulos linfáticos iliacos externos. Los nódulos linfáticos retroperitoneales y luego los nódulos linfáticos supraclaviculares también se involucran a través de las rutas mencionadas.

PATOLOGÍA

Los carcinomas prostáticos aparecen característicamente como áreas nodulares mal definidas de consistencia muy dura de color grisáceo o blancuzco a amarillo.

En **apariencia histológica**, la mayoría de los carcinomas prostáticos son adenocarcinomas que tienen estructura glandular. Uno puede ver dos tipos de células: células claras y células oscuras.

Las **células claras** tienen citoplasma espumoso abundante y las **células oscuras** tienen citoplasma condensado. Se observa también que la estructura lobular se destruye a causa del crecimiento irregular de los acini cancerosos (tumor o célula). La invasión perineural es un descubrimiento común.

El cáncer de próstata depende del grado de la diferenciación glandular del patrón de crecimiento en relación al estroma.

FACTORES DE PREDISPOSICIÓN

Hay una clara relación de cáncer de próstata con la edad avanzada, en especial en personas mayores de cincuenta años y no podemos olvidar su relación con antecedentes raciales. Tiene una prevalencia alta en negros comparado con los asiáticos. También se ha establecido que la influencia ambiental juega un papel importante en iniciar el cáncer, pues se ha encontrado en personas que se han expuesto al cadmio o han tenido infecciones virales en sus tareas profesionales.

RASGOS CLÍNICOS

- Es difícil definir los síntomas del cáncer de próstata porque son variables y sólo pueden diagnosticarse a través de ciertos exámenes y estudios. La mayoría de la gente no se somete a los exámenes patológicos y por consiguiente, la detección del cáncer no se hace a tiempo.

- El estudio del cáncer de próstata sugiere que el carcinoma de la próstata ocurre en hombres mayores. Sin embargo, cabe destacar que el cáncer prostático comienza a una edad más temprana que la hipertrofia prostática benigna. **Después de que ha ocurrido hipertrofia en la próstata, las oportunidades de que haya carcinoma son realmente menores.**

- El primer síntoma de cáncer de próstata es retención de orina aguda o crónica.

- Los síntomas y signos de la hipertrofia benigna de la próstata y el cáncer prostático son casi idénticos.

- Los síntomas y signos de la hipertrofia prostática benigna son iguales que los de cáncer de próstata, pero la historia de la enfermedad en los casos de hipertrofia benigna es corta, digamos de semanas y no de meses. Un nódulo duro o una fijación aumentada en la glándula favorece la diagnosis de carcinoma.

- Hay dolor en el perineo o en la región suprapúbica además de los síntomas de obstrucción prostática en el paciente. Cuando se hace un examen rectal, se duda sobre una posibilidad de carcinoma si hay descubrimientos de un área indurada en la glándula.

- El carcinoma de la próstata puede originarse en cualquier lóbulo, pero por lo general se origina en el lóbulo posterior, cerca de los márgenes externos.

- Cuando no existen los síntomas urinarios o son mínimos, pero hay dolor en la espalda o está presente la ciática, es un caso dudoso de cáncer. La ciática bilateral en personas mayores es más frecuente por metástasis en la columna debido al carcinoma de la próstata.

- El cáncer microscópico u oculto es asintomático y los síntomas urinarios aparecen sólo cuando el tumor ya se ha expandido. El dolor en la región es un síntoma tardío que refleja implicación de los espacios periuretrales capsulares.

- Los pacientes con carcinoma de la próstata pueden presentar retención aguda de la orina. Relativamente ataques repentinos de disuria se acompañan con un historial muy corto de otros problemas urinarios y esto levanta la sospecha de cáncer. En dichos casos, el examen rectal confirmará la diagnosis.

- El edema de una o ambas piernas, la paraplejía y una fractura espontánea se deben ocasionalmente a la metástasis por un carcinoma de la próstata. La anemia también puede estar presente.

• Las personas que trabajan en las compañías aseguradoras tienen una noción de que si un hombre o una mujer de cuarenta años de edad pierde 20% de su peso normal, hay peligro de cáncer, de tuberculosis o de enfermedad de Bright. No sé a ciencia cierta si esto se verdad o mentira, pero comercialmente, el asegurador se deja llevar por esta regla para saber a quién ofrecer un seguro.

Examen Rectal

El examen rectal mostrará induraciones irregulares, característicamente una parte o toda la glándula dura como piedra y una movilidad disminuida sugieren cáncer. En algunos casos, la mucosa rectal se siente *encadenada* a la parte posterior de la próstata por infiltración del carcinoma. Además de esto, si la induración se extiende más allá de los límites de la glándula causando obliteración de la parte lateral o de la uretra membranosa, el diagnóstico es seguro que se trata de cáncer. La diagnosis de carcinoma de próstata se vuelve difícil cuando hay cálculos prostáticos y cambios calcáreos secundarios a la tuberculosis de las vesículas seminales.

DIAGNOSIS

Examen Radiológico (Rayos X)

Los exámenes radiológicos se llevan a cabo para confirmar la diagnosis o para excluir la presencia de cálculos prostáticos o metástasis ósea lumbar y pélvica. La metástasis ósea de carcinomas de otros órganos es usualmente osteolítica. El carcinoma de las vértebras lumbares inferiores y de los huesos pélvicos de la próstata son típicamente osteoblásticos (pertenecen al hueso que forma células), provocan una densidad aumentada en los huesos y debe distinguirse de la enfermedad de Paget del hueso. [La enfermedad de Paget es una enfermedad generalizada del hueso debido a una causa desconocida. Los hombres después de los cuarenta años de edad se ven generalmente afectados. El desarrollo mayor ocurre en el cráneo, la tibia que se dobla anteriormente y el fémur que queda hacia fuera. La hipertrofia de muchos otros huesos puede presentarse: huesos de la mandíbula, incluso huesos pélvicos. No hay tratamiento para la enfermedad de Paget.]

Exámenes Para Encontrar Metástasis De Cáncer

[Hemos usado la palabra "metástasis" muchas ocasiones en este libro. La metástasis es una expansión distante de células con tumor en cualquier parte del cuerpo en una locación primaria. Esta es una característica muy importante del tumor maligno. Durante la metástasis, las células con tumor se expanden ya sea vía linfática o vía vasos sanguíneos e incluso algunos casos vía nerviosa u otros espacios de tejido.]

1. Biopsia del nódulo escaleno

Se remueve un nódulo linfático del frente del músculo anterior escaleno izquierdo del cuello y se hace una biopsia de dicho nódulo.

2. Tomografía ósea

La tomografía ósea se realiza con selenio o bromo radioactivo. Los depósitos se muestran como "manchas calientes".

3. Aspiración de la médula ósea

Este examen puede descubrir células metastáticos o carcinoma en un alto porcentaje de aquellos casos en los que un examen radiológico no revela evidencia de depósitos secundarios. Esta investigación debería hacerse en cada caso antes de que se considere incluso la prostatectomia radical.

4. Linfangiografía

Es similar a una radiografía donde se observan los cálculos uretéricos. Los rayos X en este caso mostrarán ya sea depósitos en los nódulos linfáticos pélvicos o cualquier obstrucción linfática.

5. Examen de Fosfatasa Ácida

La fosfatasa ácida se encuentra más elevada de lo normal en cerca del cuarenta por ciento de los casos de carcinoma de próstata. Una lectura entre 3 a 5 unidades puede levantar sospechas de carcinoma prostático, mientras que una lectura arriba de 5 es un diagnóstico de carcinoma. La lectura normal es de uno a tres en unidades Armstrong. Si hay implicación extensiva de la médula ósea, se pueden leer niveles hasta 100 ó más unidades.

6. Cistouretrescopia

Este examen se ha discutido anteriormente en el capítulo sobre hipertrofia   prostática benigna bajo el encabezado de "Exámenes Patológicos". Cuando hay historial de hematuria, este examen es esencial.

7. Confirmación de la Diagnosis

Al examinar el material histológico de la próstata, se confirma la diagnosis. Una verdadera biopsia del tejido prostático se obtiene con una aguja "Turkel" a través del perineo en cualquier área sospechosa. Este tipo de biopsia está muy de moda actualmente.

8. Biopsia Transuretral

La resección transuretral de la próstata tiene la ventaja de remover la obstrucción y proveer grandes piezas de tejido. La dificultad es que no puede alcanzar la zona posterior de la próstata y esta zona es comúnmente afectada por el carcinoma. Se conoce como hipertrofia benigna de próstata y el cáncer con frecuencia coexiste con ésta.

9. Examen Antígeno Específico de la Próstata (PSA)

Es una proteína desarrollada por las células de la próstata. Este examen descubre los niveles antigénicos específicos de la próstata en la sangre. Generalmente, los niveles son bajos en los hombres, pero en el caso de condición benigna o cancerosa de la próstata, los niveles aumentan. Los niveles solos no proporcionan suficiente información para confirmar la próstata cancerosa.

El problema con el examen es que no puede distinguir entre los tumores agresivos y aquellos que pueden permanecer creciendo por años dando lugar a un tratamiento prolongado de acuerdo con la opinión de algunos expertos.

TRATAMIENTO EN GENERAL

El tratamiento convencional se basa en la terapia antiandrogénica, que significa **orquiectomía y terapia de estrógenos además de radioterapia y quimioterapia**.

PROGNOSIS

Los tumores que se diferencian bien y no han llegado a la metástasis, están relacionados con unos cinco a quince años de sobrevivencia. Es común ver casos en los que el cáncer recae y se expande a los lugares más frecuentes de metástasis. Estos sitios pueden ser nódulos linfáticos regionales, huesos, pulmones, hígado y cerebro.

Según algunos médicos, un hombre de 65 años y mayor no debe someterse a la orquiectomía, radioterapia y quimioterapia, debido a que con cáncer, pueden sobrevivir más de diez años. Esto es controversial, pero mucha gente arriba de los sesenta y cinco años de edad no pueden optar por la operación.

EL CUERPO DA UNA SEÑAL CUANDO ATACA EL CÁNCER

Cualquiera que sea el caso, todas las enfermedades dan señales de su presencia cuando atacan el cuerpo. El cáncer no es la excepción y produce síntomas que pueden ser uno o varios de los siguientes en hombres y mujeres.

- Crecimiento de una hinchazón dura, un fibroma en el seno o en cualquier parte del cuerpo.
- Una lesión que no sana por mucho tiempo a pesar del tratamiento.
- Sangrado de los pezones.
- Problemas al comer alimentos sencillos.
- Tos y ronquera continua o dolor de garganta que no responde al tratamiento.
- Cambio en los hábitos de la micción y la defecación.
- Un carbunclo que no sana o se vuelve duro.
- Un cambio repentino en el tamaño o el color de una verruga o de un callo en el cuerpo.
- Sangrado de los genitales después del coito en hombres o mujeres.
- Leucorrea ofensiva con sangrado después de la edad de los 45 años.
- Fibromas y quistes en el útero y los ovarios.

- Estomatitis (úlceras en la boca) que no sana incluso después de la medicación por un periodo mayor al de un mes.

- Recomienzo de las menstruaciones después de la menopausia.

- Pérdida de peso sin hambre, indigestión continua. Aquellos que trabajan en las aseguradoras tienen la idea de que una persona arriba de los cuarenta años que pierde 20% de su peso normal, tiene peligro de tener cáncer, tuberculosis o enfermedad de Bright.

Si cualquiera de los síntomas arriba mencionados aparece y no se cura en quince días aproximadamente, es mejor consultar a un médico.

TRATAMIENTO DEL CÁNCER DE PRÓSTATA

El carcinoma prostático se trata u opera de acuerdo con la etapa de la enfermedad o el tipo patológico del tumor.

Carcinoma Latente (Etapa 1)

El término "latente" utilizado aquí significa que no hay evidencia de tumor en los exámenes clínicos, pero el cáncer se detecta histológicamente en los tejidos removidos de la prostatectomia. Los estudios no muestran evidencia de metástasis. Este término "latente" no debería confundirse con "carcinoma oculto". Oculto significa que el paciente presenta metástasis mientras que el tumor primario permanece escondido. Es razonable pensar en caso de carcinomas latentes que no hay necesidad de tratamiento de carcinoma local bien diferenciado, detectado en especímenes prostáticos removidos en la operación. En caso de mayor difusión y menos tumores bien diferenciados, los exámenes repetidos deben llevarse a cabo y debe realizarse un tratamiento activo.

Carcinoma Confinado a la Próstata (Etapa II)

En este caso, habrá pequeños nódulos y un gran tumor. Éstos deforman el contorno de la próstata pero todavía se encuentran en el interior de la cápsula de la próstata. Estos tumores no son comunes y posiblemente representan menos del cinco por ciento de los casos que tienen casos prostáticos.

Enfermedad Avanzada Localmente (Etapa III)

Muchos casos, digamos del 30 al 50% de los pacientes que presentan cáncer de próstata tiene enfermedad localmente extensiva sin evidencia de metástasis. Cincuenta por ciento de estos pacientes tienen metástasis nodular. Los resultados de la prostatectomia radical son pobres en este grupo de pacientes. La cápsula parece proveer una barrera efectiva contra la expansión del tumor y una vez que se alcanza, la diseminación de la enfermedad ocurre. Bajo dichas circunstancias, el tratamiento local de la próstata no eliminará la enfermedad. Deben recibir terapia endocrina.

Enfermedad Diseminada (Etapa IV)

En muchos casos, digamos el 30 al 50% de los pacientes con cáncer prostático tienen metástasis distante en el momento de presentación en la cirugía. Para estos pacientes, la terapia hormonal es lo mejor.

SECCIÓN – V

CUIDADO Y CURACIÓN DEL CÁNCER DE PRÓSTATA

Ya sabemos que ningún otro órgano humano es tan susceptible al cáncer como la glándula. De acuerdo con un estudio en Estados Unidos, dos de cada tres hombres mayores de sesenta y cinco años de edad tienen crecimiento de cáncer microscópico en la próstata.

El cuidado de una próstata enferma es una necesidad, cuando se sabe que el cáncer ha afectado el órgano. Además del cuidado de la próstata, como se ha explicado anteriormente, se requieren muchas más cosas para el cuidado de la próstata cancerosa.

- Se cree que **modificando los hábitos alimenticios** se detiene el progreso del cáncer.

- Disminuya su ingesta de grasas. La leche entera es mejor no consumirla, en su lugar leches light descremadas, lo mismo con los quesos y las mantequillas, éstos hay que reducirlos considerablemente. Algunos médicos piensan que el exceso de grasa eleva los niveles de testosterona, la hormona sexual masculina, que se supone promueve el crecimiento de cáncer.

- Algunos médicos opinan que el pescado si se consume en cantidades limitadas una o dos veces por semana ayuda a detener el crecimiento de cáncer. Se ha visto en un estudio que la gente que vive en el área costera donde se consume pescado con regularidad tienen comparativamente menos problemas de próstata. Los bengalíes del este de India no son muy propensos a los problemas de la próstata comparados con la gente del norte de India.

- Se observa que el consumo de productos de soya (frijoles, aceite y harinas) beneficia a los pacientes con cáncer de próstata. Los hombres en Japón comen mucha soya y obtienen beneficios de dos sustancias encontradas en la soya que disminuyen el progreso del cáncer. Estas dos sustancias son: *genistein* y *genistin* y éstas reducen la producción de testosterona que se cree agrava el crecimiento del cáncer de próstata.

- De acuerdo con un estudio llevado a cabo en la Escuela de Salud Pública de Harvard, Estados Unidos, se dice que el licopeno es un compuesto antioxidante que le da al tomate su color rojo y ayuda a curar el cáncer.

- Los **tomates** contienen vitamina A, B y C más que las naranjas y las uvas. Incluso al calentarse, sus vitaminas no se destruyen. Los tomates tienen calcio, fósforo, hierro, proteína, grasa y carbohidratos y proporcionan 20 calorías de energía. Mejora las funciones hepáticas. Si se toman temprano en la mañana, uno se siente muy energético y orina en abundancia. Una taza de sopa de tomate todos los días ayuda a prevenir el cáncer de próstata. Detiene el crecimiento del cáncer. El licopeno se encuentra en los tomates, también en las toronjas y las sandías. Desafortunadamente, no se han realizado muchas investigaciones sobre estas frutas. El tomate es una de las mejores verduras que pueden tomarse tanto crudas como cocinadas.

- El **aceite de olivo** si se usa al hacer sopa de tomate también ayuda a absorber antioxidantes.

- De acuerdo con Johanna Brandit (en la Cura de la Uva), las **uvas** pueden curar el cáncer. El paciente debe hacer comidas ligeras o incluso ayunar por tres días y luego debe consumir no más de dos kilos de uvas por día. No debe comer nada más. Después de tres días, se debe consumir comidas ligeras. El paciente debe seguir una dieta ligera por tres días más y una vez más consumir la dieta de las uvas por otros tres días. Este ciclo de la dieta de las uvas y la dieta normal debe continuar por meses para dar buenos resultados. Algunos médicos sugieren dos meses para que el paciente obtenga resultados.

- La **zanahoria** también se considera importante para curar el cáncer. Su jugo debe tomarse diariamente. Es bueno para el cáncer de estómago y el cáncer de sangre. Tiene vitamina B, calcio, fósforo y algo de azufre. El uso regular de zanahoria durante su temporada purifica la sangre.

- El **ajo** protege del cáncer pero también lo cura junto con otros padecimientos como la tuberculosis, los problemas cardiacos, la influenza y la polio. Dos dientes de ajo deben molerse para hacer una pasta mezclada con agua y tomarse después de las comidas cada tercer día por espacio de quince días al menos. Los resultados son muy buenos. Una cantidad limitada de ajo mezclada en las verduras todos los días es muy benéfica.

- El pasto trigo es uno de los mejores remedios para la prevención del crecimiento del cáncer así como para curarlo. No sólo el cáncer, el jugo de de pasto de trigo es benéfico para muchas enfermedades incurables. El Dr. N. Wigmore, naturópata de fama mundial, ha escrito en su libro que el cáncer es un estado del cuerpo y no debemos preocuparnos al respecto. El tipo equivocado de dieta, la forma equivocada de vivir, el ambiente nocivo y las ideas erróneas producen cáncer. Éste puede curarse con jugo de pasto de trigo. Para prepararlo en casa, debe dejarse un número de semilla del trigo en macetas con tierra para que crezcan. Al cabo de tres o cuatro días, el pasto de trigo germinará. Déjelo crecer 7 u 8 pulgadas y luego jálelo desde la raíz. Corte la raíz y lávela antes de preparar el pasto. Añada agua y filtre para hacer medio vaso de jugo. Debe administrarse al paciente con el estómago vacío y después se debe administrar también medio vaso de jugo en la tarde. No dé nada de comer al cabo de dos horas antes o después de tomar el jugo. Se debe preparar el jugo fresco para tomarlo. Uno debe mantener al menos diez macetas para que crezca esta hierba. Este es uno de los mejores remedios para todos los problemas de orina, cáncer de próstata, cálculos renales, tensión arterial, problemas cardiacos, parálisis y problemas de piel.

- El pasto de trigo se hace en medicamento homeopático y el Dr. Sudershan Bhatti de Ludhiana ha realizado muchas investigaciones al respecto a parte de curar muchos casos de varias enfermedades crónicas incluyendo el cáncer. En el prefacio de su libro, ofrece un caso de tumor canceroso en la garganta que a pesar del tratamiento alopático, la radioterapia y la quimioterapia, no respondió. La paciente no podía comer por la expansión del tumor y entonces se le administró este medicamento homeopáticamente. Era un medicamento salvavidas para la paciente que se curó de cáncer de garganta. El Dr. Bhatti ha autentificado este caso presentando incluso la dirección de la paciente en su libro.

- Algunos científicos de la *Organización Nacional de Productos Lácteos* han dicho que el **curd** (especie de jocoque que acompaña las comidas hindúes) tiene propiedades de curar muchos tipos de cáncer. Su uso diario evita el crecimiento del cáncer.

• Aquellos que ya saben que tienen cáncer deben evitar la comida frita. El uso continuo de alimentos fritos produce agentes pirogénicos que pueden causar cáncer en aquellos que son propensos a él.

PERSPECTIVAS DE NATUROPÁTAS RESPECTO DE LO QUE SE DEBE COMER Y LO QUE NO SE DEBE COMER

[Es aconsejable que se consulte a un naturópata para obtener una guía adecuada en la dieta.]

Las investigaciones muestran que el cáncer es el resultado final de hábitos alimenticios erróneos y una vida insalubre. Esto es por un desequilibrio bioquímico y una irritación física o química en los tejidos. En nuestros alimentos, tenemos una abundancia de sustancias carcinogénicas. Esto añadido al metabolismo perturbado produce cáncer.

Si uno verifica los datos de cáncer de próstata, vemos que se encuentra más en países occidentales donde los hombres consumen más proteína animal particularmente carne en su dieta diaria. La ingesta de proteína de más de 20 ó 30 gramos diarios no se digiere adecuadamente y actúa como una toxina que produce carcinógenos. Como se ha señalado anteriormente, un tratamiento de cáncer de próstata. Aquí presentamos una lista específica de los alimentos que deben tomarse según los naturópatas.

¿Qué Comer en Caso de Cáncer?

• Los alimentos que crecen naturalmente están libres de elementos carcinógenos y pueden comerse libremente. Los alimentos que contienen químicos hechos por el hombre, toxinas, insecticidas y conservadores o colores artificiales no deben ingerirse.

- Las semillas como las nueces, las almendras y los cacahuates, así como las verduras crudas, los productos de soya, el arroz silvestre así como los frijoles secos son elementos adecuados para constituir una dieta adecuada para pacientes de cáncer.

- El mejor anticáncer es el mijo, el trigo y el arroz integral.

- Uno también puede tomar una dieta anticáncer con alimentos fermentados naturalmente como verduras fermentadas de forma natural, granos fermentados y también jugos fermentados.

- Algunos médicos también sugieren que el cincuenta o el sesenta por ciento de la dieta diaria debe consistir en alimentos fermentados.

- Se deben ingerir proteínas. Estas proteínas están presentes en las papas, las semillas, los granos, las verduras, las nueces, el queso cottage hecho de leche de alta calidad.

- La leche de cabra de alta calidad contiene propiedades anticancerígenas.

- Los aceites vegetales procesados como el aceite de girasol y el aceite de soya son útiles. Uno de estos aceites debe usarse para cocinar los alimentos.

- Algunas vitaminas deben añadirse a la dieta diaria. Estas son vitamina A, B12, C y potasio.

¿Qué No Comer en Caso de Cáncer?

- La leche o los productos lácteos deben evitarse, excepto los quesos hechos en casa así como la leche agria.

- No deben ingerirse proteínas de carne, huevos o pescado.

- No usar la grasa animal para cocinar.
- Los aceites no deben calentarse mucho tiempo para cocinar los alimentos.
- Las harinas blancas y el azúcar blanca son carbohidratos refinados. No deben consumirse en la preparación de los alimentos.
- Debe evitarse el alcohol.

Tratamiento Natural del Cáncer

- Después de la evacuación en la mañana, aplique un poco de aceite de mostaza sobre las palmas de las manos y frote ambas palmas por treinta minutos. Esto debe hacerse dos veces al día después de la evacuación tanto en la mañana como en la tarde.

- Es necesario comentar que algunos productos típicamente hindúes también son muy utilizados para el tratamiento del cáncer.

NANOTECNOLOGÍA – UNA ESPERANZA PARA CURAR EL CÁNCER

Investigaciones sobre la detección temprana del cáncer y el tratamiento en relación con la obesidad ha mostrado algunos descubrimientos interesantes por parte de los estudiosos de Estados Unidos. De acuerdo con algunas noticias contenidas en el *Times de India*, Nueva Delhi, del 3 de noviembre de 2005, hay ahora la esperanza de detectar el cáncer en su primera etapa y por ello, puede curarse.

Los científicos comienzan a desarrollar herramientas microscópicas para descubrir y tratar el cáncer. Hay algunas maneras generales por las cuales esperan usar eventualmente estas innovaciones. El método se llama "nanotecnología". La nanotecnología es el elemento más pequeño o el agente de curación contenido en algunos medicamentos que puede verse sólo microscópicamente. No es un nuevo término, pues la NASA ya ha usado esta tecnología en los viajes espaciales.

De acuerdo con la nanotecnología, una muestra de la sangre del paciente pasa a través de un artefacto que contiene nanoalambres. Las moléculas asociadas con el cáncer reaccionarán con los nanoalambres señalando la presencia de un tipo especial de cáncer. La detección temprana de cáncer mejora la prospectiva del paciente para sobrevivir. Este procedimiento es para la detección al inicio del cáncer.

Crecimiento de Cáncer

El destacar pequeños racimos de células cancerosas ayuda a los médicos a detectar si el cáncer se ha expandido o se ha encogido en la respuesta al tratamiento, sin la necesidad de cirugía. Para lograr lo anterior, las nanopartículas se inyectan en el cuerpo con el objetivo de alcanzar las células cancerosas. Las nanopartículas localizan y luego eliminan las células cancerosas. Las partículas que son magnéticas, permiten que el cáncer se detecte por medio de estudios magnéticos. Estos permiten a los médicos ver si el cáncer se ha expandido a los nódulos linfáticos sin remoción quirúrgica del tejido linfático. Puede usarse también para mostrar si el tratamiento ha eliminado el cáncer de los nódulos linfáticos.

Curar Cáncer

Los medicamentos concebidos para tratar el cáncer normalmente matan el tumor sin dañar las células sanas, reduciendo los efectos secundarios de dicho tratamiento. En primera instancia, una nanopartícula que contiene una droga poderosamente anticáncer se inyecta en el cuerpo. Las partículas se diseñan para aferrarse a las células de un cáncer específico, mientras que ignoran las células sanas. Las nanopartículas se aferran a las células cancerosas y luego liberan la droga anticáncer adentro la droga anticáncer mata únicamente las células cancerosas, dejando sin perturbar las células sanas.

Obesidad y Cáncer

Recientemente se relacionó la obesidad con el cáncer. En los Estados Unidos cerca del 10% de todos los cánceres podrían haberse evitado si el sobrepeso y la obesidad no existieran, de acuerdo con estadísticas recientes sobre la proporción de cáncer por obesidad. Las nuevas proyecciones de revisión de estudios publicados actualizan los informes de la Agencia Internacional en pro de la Investigación de Cáncer (IARC) DE 2002.

(Toda la información de nanotecnología es cortesía del Times de India, el suplemento internacional del 3 de noviembre de 2005.)

TERAPIA GENÉTICA – OTRA ESPERANZA PARA CURAR EL CÁNCER

La terapia genética es la última invención en el campo de la medicina. Consiste en poner genes en las células del cuerpo, con frecuencia para remplazar los genes nativos que están funcionando mal. Esta terapia ya está disponible por parte de los científicos innovadores. Por otro lado, existe una compañía de biotecnología en Austin, Texas que ha formulado un método en el que los genes supresores de tumores se ponen en las células cancerosas a fin de detener el crecimiento de los tumores. La droga más avanzada de la compañía que se encuentra en la última etapa clínica, es un tratamiento para el cáncer de cabeza y de cuello que se espera será la primera terapia genética aprobada en los Estados Unidos. En este tipo de tratamiento, los virus que contienen el gen deseado se inyectan directamente en los tumores.

(Cortesía del Times de India, del 7 de noviembre de 2005)

CHINA APRUEBA NUEVA DROGA CONTRA EL CÁNCER

Aquí tenemos una noticia del *Times de India* que data del 18 de noviembre de 2005. Dicha noticia dice que se acaba de aprobar en China una terapia de cáncer que usa un virus que ataca las células cancerosas pero no las sanas. La droga esencialmente es una copia de una droga previa desarrollada y luego abandonada por una compañía biotecnológica americana. Una compañía de China, *Shanghai Sunway Biotech*, recibió el permiso para vender la droga H101 en China como tratamiento para un tipo de cáncer de cabeza y de cuello. La H101 usa un tipo de virus que ha sido ingeniado genéticamente para atacar un defecto particular de las células cancerígenas. Es una versión modificada del Onyx-015, un medicamento desarrollado por una compañía de California.

NUEVO MÉTODO DE DIAGNOSIS TEMPRANA DE CÁNCER Y SU TRATAMIENTO

Los médicos del Instituto Nacional de Cáncer de América han inventado un nuevo método para hacer una diagnosis temprana del cáncer. Los médicos pueden detectar el cáncer mucho antes de que produzca cualquier síntoma. Esto se logra por medio de un test para la presencia de cierta mutación genética. Aunque otros métodos han llevado a la diagnosis temprana de varios tipos de cáncer, los métodos diagnósticos actuales no son perfectos. Un examen de sangre puede detectar el cáncer de próstata, el examen de PSA (antígeno prostático específico) no puede distinguir entre los tumores agresivos y los que permanecen por años sin ser agresivos. Hay una nueva herramienta denominada microcolecciones de ADN que les permite a los científicos analizar el patrón de actividad genética en una célula. Usando esta información, los científicos pueden distinguir entre el cáncer prostático agresivo y aquellos que no causan ningún problema.

Un avance progresivo en las técnicas de imagen permite a los científicos observar la actividad molecular que entra en las células cancerosas, no sólo en su estructura. Los estudios actuales no sólo observan un bulto, sino que permiten ver la bioquímica que ocurre en el tumor. Incluso se puede observar su metabolismo. Las células cancerosas usan más glucosa que las células sanas. Los estudios que crean una imagen de la ingesta celular de la glucosa pueden detener el crecimiento canceroso o detener la angiogénesis en el tumor. No hay necesidad de esperar tres meses para saber si el paciente se pone mejor o no, porque este método le dice al médico la condición en sólo 48 horas.

Los estudios muestran que algunos hombres en gran riesgo de desarrollar cáncer de próstata pueden beneficiarse de la droga "toremifeno" para el cáncer de seno o por tomar tabletas de té verde. Hay muchas más nuevas drogas prometedoras para el cáncer, disponibles en Estados Unidos para diferentes tipos de cáncer que sólo están esperando la aprobación para su importación en la India.

(Cortesía del artículo "Ganar la guerra contra el cáncer" en el Reader's Digest, fascículo de noviembre de 2005 – fragmento sobre la próstata.)

AYURVEDA Y TRATAMIENTO CONTRA EL CÁNCER

Por casualidad vi un artículo sobre el tratamiento del cáncer en una revista ayurvédica popular en hindi "Nirog Dham" publicada en verano de 2005 "Hamara Yurved Shastra". La referencia es respecto de un seminario realizado el 17 de octubre de 2004 sobre el tratamiento de cáncer. Un medicamento llamado "Sarva-Pishti" se ha aplicado en muchos pacientes de cáncer con mucho éxito. La medicina y la investigación sobre el cáncer se han llevado a cabo por el Centro de Investigación D. S. 147 A, de la Colonia Ravinder Puri, en Varanasi, India bajo la guía e investigación del **Dr. Shiv Shankar Rivedi**. Este autor ha escrito un libro denominado: "Cancer harne laga hai" en hindi en el cual enlista a aquellos pacientes que se han curado por completo con esta medicina.

ÚLTIMAS PALABRAS SOBRE EL TRATAMIENTO DE CÁNCER

Vemos que pacientes de cáncer se mueren alrededor de nosotros. Si visitamos los hospitales de cáncer, encontraremos que los pacientes de cáncer están en aumento. No podemos hacer nada para salvarlos. Los vemos que se demacran, se van quedando calvos semana tras semana día con día mientras se encuentran bajo tratamiento. Si usted platica con un paciente de cáncer en confianza, verá que en la mayoría de los casos hay depresión, pena y una especie de padecimiento mental provocado por el cáncer. Los pacientes de cáncer tienen una vitalidad débil y un poder nervioso pobre. Cada esfuerzo y cada preocupación disminuyen el poder nervioso y hacen que la sangre se vuelva insalubre. Tomar alimentos no vegetarianos, tomar té y café en exceso, tomar las cosas seriamente (altamente emocional), tratar de resolver todos los problemas y no contar a los demás las preocupaciones son pasos que allanan el camino para el cáncer en el cuerpo. Si queremos cuidar un paciente de cáncer, debemos intimar con su estado mental, consolarlo y no permitir tóxicos de alimentos no vegetarianos para el paciente. Enseñe a su paciente a realizar un "Pranayama" y ejercicios de "Yoga" muy sencillos, pues al menos cincuenta por ciento de los pacientes responden satisfactoriamente a estos ejercicios.

SECCIÓN – VI

PRECAUCIONES Y CUIDADO DE LA PRÓSTATA

El respirar ha sido una actividad del cuerpo sin la cual uno no podría sobrevivir. Si respirar fuera una actividad extra, la gente de las grandes ciudades no le dedicaría tiempo. Pero no es así, la gente necesita respirar para poder vivir. Este es un ejemplo que nos muestra que no le dedicamos mucho tiempo a nuestra salud. Este es un aspecto, y otro aspecto es que no respetamos nuestro cuerpo. Supongamos que usted se encuentra en el trabajo, en la oficina, pero necesita ir al baño y también tiene hambre, pero recuerda de repente que tiene un trabajo urgente pendiente en la oficina. Muchas veces, uno prefiere posponer la ida al baño y la comida y prefiere hacer el trabajo urgente. Esto quiere decir que usted pospone su deseo de comer y su impulso de orinar. Este es un ejemplo. Ahora supongamos que se encuentra en un autobús y su botella de agua está vacía. Tiene mucha sed. En la siguiente terminal, se baja del autobús para tomar agua. No hay agua embotellada en las tiendas, aunque ve una llave de agua. Teme tomar agua de la llave por el miedo de que esté contaminada. Entonces prefiere tener sed. Sus órganos del cuerpo no saben por qué usted los mantiene con sed. Este es otro abuso del cuerpo.

Pero el castigo y el abuso más grandes de los órganos del cuerpo es cuando evita los deseos y los impulsos. De acuerdo a las terapias "Unani" y "Ayurveda", las siguientes enfermedades ocurren cuando los impulsos enlistados a continuación se detienen.

NO DETENGA ESTAS URGENCIAS

Cuando usted detiene	Puede llegar a presentar enfermedades como
Defecación	Constipación, problemas de respiración, dolor corporal, cefalea, padecimientos gástricos, indigestión, enfermedades ópticas, eccema, etc.
Micción	Cálculos renales, hipertrofia prostática, dolor en la raíz del cabello comezón y eccema y todas las enfermedades que se presentan por dejar de defecar.
Eructos	Problemas en la alimentación, temblores de cuerpo y manos, tos, hipo.
Estornudos	Sensación de hundimiento cardiaco, obstrucción en el movimiento del cuello, cuello rígido, etc.
Sed	Sordera, sequedad de la boca y los labios, dolor en pecho, tendencia a dudar, dolor de cuerpo.
Hambre	Aversión a la comida, dolores corporales, cansancio y problemas de respiración

	con el menor ejercicio. Pérdida de los sentidos y cambios de color de piel.
Tos	Asma, anorexia, dolor pectoral, náusea e hipo.
Vómitos	Todas las enfermedades estomacales, problemas abdominales y de piel.
Semen	Sífilis, eccema, soriasis y depresión.

POSPONER LOS DESEOS DE ORINAR INVITA A PROBLEMAS PROSTÁTICOS

Si usted es de los que posponen los deseos de orinar por pereza o porque no quiere levantarse de estar dormido para orinar, o si duda en ir al baño por una reunión importante o una discusión en la oficina, está desarrollando un hábito que es peligroso para la salud de la próstata. Posponer la orina presiona la vejiga y engruesa sus paredes y por ello produce hipertrofia de la próstata. Esto también causa obstrucción en la uretra. Muchos problemas como la obstrucción total al orinar o al interrumpir la orina, así como el ardor de la orina y el dolor al orinar son comunes si se pospone el deseo de orinar.

¿LA TENSIÓN TIENE IMPACTO EN LA PRÓSTATA?

Las investigaciones indican que atraemos casi todas las enfermedades a través del manejo inapropiado de las tensiones, que actúan como imán para las enfermedades. Bajo las tensiones del cuerpo hay una liberación de químicos tóxicos almacenados en nuestro cuerpo que causan fatiga, dolor y enfermedades. Las tensiones y las preocupaciones envían señales erróneas al cuerpo y el resultado es que se aumenta la frecuencia en la micción y la defecación. Aquí tenemos una prueba práctica. Cuando un hijo debe regresar a casa, digamos a las cinco de la tarde y no regresa incluso después de las siete y no llama por teléfono, su madre se preocupa con una aprensión psicológica de tragedia. El resultado es que tiene micción o defecación frecuentes. El mismo tipo de desequilibrio hormonal ocurre en los hombres y la micción frecuente es uno de los síntomas mayores, cuyo impacto en la próstata puede ser dañino. Es muy difícil lidiar con las tensiones, pero una vez que la persona se libera de las tensiones, también se libera de las enfermedades. Lo mejor es exponer los problemas a los amigos, familiares o incluso escribirles para pedir una solución. En respuesta a las tensiones no estamos educados. Reprimir la tensión y la preocupación no nos salva de los padecimientos corporales. Por otro lado, permitir las tensiones nos hace enfrentar situaciones externas que confirman lo que estamos experimentando. Evitar las tensiones, ignorarlas, negarlas o compararlas con las tensiones de otras personas no es la solución. Las tensiones producen padecimientos, pero tienen un propósito. Las tensiones se presentan para llamar nuestra atención a lo inaceptable y pedir acción. Si enfrentamos las situaciones, las tensiones no causarán problemas en el cuerpo. "Las dificultades se presentan para superarlas, no para desanimarnos", dice William Ellery Channing, psicólogo reconocido.

¿LAS RELACIONES SEXUALES PRODUCEN IMPACTO EN LA PRÓSTATA?

Sí. Durante los ataques de prostatitis o a sabiendas de que su próstata está hipertrofiada, es mejor no tener relaciones sexuales. Estas son algunas reglas. Cuando no tenga ningún problema para orinar y no haya ido al médico para un chequeo por hipertrofia prostática y tenga más de cincuenta y cinc años de edad, usted tiene toda la razón de disfrutar de las relaciones sexuales. El coito en sí mismo es un ejercicio para la próstata. Tiene que mostrar su utilidad y tiene que activarse. Cualquier órgano que se deja sin usar por mucho tiempo puede llegar a atrofiarse. La próstata no es la excepción. Si un hombre no se ha casado, su estilo de vida es diferente y no ha usado los órganos sexuales. En dicho caso, la próstata tiene un rol descuidado. Los hombres casados con una salud normal pueden tener sexo, pero debe ser durante la noche, de tal manera que puedan descansar después. Debe haber un intervalo de al menos tres horas después de cenar, de otra manera la gota, el reumatismo, el lumbago, etc. pueden agravarse también, en caso de existir. No tenga relaciones sexuales con una mujer que está menstruando, embarazada o enferma. Disfrute del sexo con su esposa sólo una vez al mes o algo parecido. Aquellos que se identifican con hipertrofia en la próstata no deben tener relaciones sexuales. Debe quedar claro que la próstata tiene un pasaje a la uretra y a los dos conductos eyaculadores. Cuando la próstata se ha hipertrofiado por envejecimiento, su tejido conectivo también está aumentado, y puede interferir en el vaciado de la vejiga urinaria.

CAMBIE SU ESTILO DE VIDA

Usted ya tuvo una rutina ocupada en su vida y ahora es una persona jubilada. De repente, desarrolla hipertrofia prostática benigna y se encuentra preocupado. Ha pasado sesenta años de su vida en el servicio o en negocios y ahora ya no está tan activo como en aquellos días. Su salud no es muy buena, pero debe saber que la salud absoluta no existe actualmente y es por la influencia ambiental contaminada, el modo poco higiénico de vida, los padecimientos heredados, los abusos de las drogas y la ignorancia de las reglas para mantener una buena salud por parte de la gente. Esto nos hace ver que la salud actual no es en realidad salud absoluta. El resto depende de los tratamientos medicinales. El cuerpo está concebido para conservar energía o su fuerza vital. Tenemos un sistema de seguridad contra las enfermedades. Dejemos que se implemente dicho sistema. Las reglas de la salud son: levantarse temprano en la mañana, evitar dormir muy tarde por la noche, salir a caminar de mañana, hacer algo de ejercicio, seguir una dieta balanceada y nutricional, evitar los excesos de cualquier tipo ya sea en alimento, sueño, sexo, preocupación, tensiones, etc. No ha sido posible para la mayoría de nosotros adherirnos a estas reglas de oro. **La palabra "muy" es un problema para nosotros en todas las etapas de la vida. Estamos "muy" ocupados, la vida es "muy" acelerada, el tiempo es "muy" corto, y queremos hacernos "muy" ricos**.

Al no tener tiempo y estar muy ocupados, optamos por la comida rápida. Nuestra actitud hacia lo simple en lugar de lo nutritivo ha cambiado por completo. Sabemos que comemos cosas poco sanas pero aún así no las podemos evitar. Sabemos que tomamos bebidas que son duras para nuestro sistema corporal, pero aún así seguimos consumiéndolas. No puedo obligarlos a dejar todo esto, pero sí puedo sugerir algunas de las reglas y actitudes de oro que pueden ayudar a recuperar la salud y mantenerse en forma. El principio básico de la curación en nuestros antiguos libros hindúes es que uno puede crear equilibrio en las fuerzas internas gracias a una dieta y hábitos de vida individuales, esto a fin de contrarrestar los cambios en el ambiente externo.

Nuestro tema principal es la próstata y hemos llegado a saber de ella por la indisciplina en la micción. El sistema urinario remueve el agua, la sal y los desechos nitrógenos del cuerpo. Se forma en el intestino grueso y este desecho ayuda a mantener la concentración normal de electrolitos en los fluidos corporales. El funcionamiento de este sistema y la expulsión de la orina dependen de nuestra dieta diaria, el consumo de agua, la temperatura ambiental, el estado mental y la condición física.

Perspectivas de Constantine Hering Sobre los Problemas Urinarios

C. Hering fue un gran homeópata en sus tiempos. En su libro "Médico Doméstico" ofrece excelentes consejos sobre los problemas urinarios.

"Es extraño observar cuán ansiosa está la mayoría de la gente respecto de defecar todos los días, sin notar muchas veces qué tan frecuentemente orinan. Aún así, es diez veces más peligroso pasar un día sin orinar, que una semana completa sin defecar. Nunca posponga la micción por ninguna razón. Mucha gente ha muerto por haber esperado mucho tiempo para orinar. Es sorprendente cómo la gente sensible corre un riesgo tan grande por pena cuando está en la Iglesia, en una fiesta o en un concierto, incluso cuando está viajando. No se apresure cuando orine, no haga esfuerzo, vacíe la vejiga completamente y evite las corrientes de aire. Considere que estos pocos momentos son importantes y evitan sin duda alguna una enfermedad lamentable. Es importante beber agua con frecuencia, particularmente cuando la orina se vuelve escasa. Si la secreción de orina se vuelve escasa durante algún tiempo, es indicación de una enfermedad, que puede volverse peligrosa repentinamente. Lávese los pies todos los días con agua tibia. Beba mucha agua y alguna sopa caliente; pero esté consciente de los diuréticos. Para el deseo constante de orinar con dolor, ardor, etc. use aplicaciones de agua tibia, un baño tibio y no tome cosas ácidas, saladas o amargas.

Alimentos Incompatibles

En la hipertrofia prostática benigna la dieta juega un papel importante. La dieta debe seleccionarse de acuerdo con la constitución individual y la región a la que se pertenece. Los hábitos alimenticios de los hindúes del sur son muy diferentes de los hábitos alimenticios de los hindúes del norte. La comida básica es arroz y trigo. Esto no necesita cambiarse y debe ser de acuerdo con la región donde vive.

Lo mejor es identificar la constitución de la persona y seleccionar la comida. Cuando uno piensa en la dieta, uno debe observar que la calidad y la frescura de los alimentos se mantengan. La comida debe tomarse en condiciones tibias y no frías. La comida fría produce más orina.

• El principio básico de la comida es "No coma a menos de que sienta hambre, no beba a menos de que sienta sed."

• "No coma cuando tenga sed y no tome agua cuando tenga hambre."

Hay algunos alimentos que no se llevan bien juntos. Por ejemplo: *la leche con el pescado, la carne y la leche, lo dulce y lo salado, la comida ácida o salada con leche, la fruta ácida con la leche, el melón con el agua, etc. son las combinaciones mas peligrosas para el cuerpo y producen muchas enfermedades.* Cuando estas comidas incompatibles se toman juntas, se producen toxinas y enfermedades como leucoderma, soriasis, tuberculosis y cáncer pueden aparecer.

ALGUNAS SUGERENCIAS ÚTILES

• Levántese de la cama al momento programado, no salte apurado. Siéntese en la cama y con sus pies toque el suelo. Lleve las manos hacia usted, vea sus palmas, frótelas por espacio de veinte minutos y luego límpiese la cara con ellas de arriba hacia abajo. Repita esta operación tres veces. Ahora agradezca a Dios que tuvo buen sueño y que se encuentra vivo en este mundo después de su muerte anoche. Todas las mañanas, Dios lo bendice con una nueva vida para comenzar, una nueva mañana para trabajar. Dormir, estará de acuerdo conmigo, es como una muerte temporal. De tal manera que debemos aprovechar al máximo cada nuevo día. Propósito: al frotar las palmas de las manos y dar tiempo al cuerpo después de dormir, realmente le damos tiempo al corazón para que se llene de energía con las actividades de circulación. El corazón estuvo descansando durante el sueño.

- Beba al menos dos vasos de agua. Es mejor tomar agua en la mañana con el estómago vacío. Prenda el radio para escuchar canciones devotas dirigidas a Dios. Camine alrededor de su habitación por unos minutos y vaya al baño. Propósito: evitar la constipación, construir autoconfianza y realzar el poder mental.

- Prefiera el estilo hindú para sentarse a evacuar. Defeque con comodidad sin hacer mucho esfuerzo. Durante el acto de evacuación presione los dientes con la boca cerrada, esto fortalecerá las raíces de los dientes. Si tiene la sensación de que el intestino no se ha vaciado, hay dos métodos que puede intentar. Presione los pulgares de ambas manos contra la piel debajo de las esquinas del labio superior. Continúe presionando hasta contar veinte. Libere la presión y cuente hasta diez. Repita esta operación de presionar y liberar tres veces. Si este método no funciona, intente otro método. Ponga ambas manos sobre ambos pies, de tal manera que las palmas de las manos estén presionándolos. En esta posición, eleve los glúteos lentamente hasta que sus pantorrillas y muslos hagan un ángulo de noventa grados o más. Al levantar los glúteos, respire profundamente. Retenga la respiración por un momento cuando los glúteos están en posición elevada y luego libere la respiración lentamente mientras desciende las caderas. Repita esta operación dos o tres veces y tendrá una evacuación fácil. *Después de cada evacuación, tiene que hacer el esfuerzo de orinar. Esto es esencial para la salud de la próstata.*

- Camine un momento. No camine rápido. Después de esto, regrese a casa y realice ejercicios de yoga como se detallan más adelante en este libro.

- Tome un baño. El agua tibia puede usarse en invierno, pero inmediatamente después del baño, evite la exposición a los vientos fríos. En verano, intente tomar un baño al aire libre, en lugar de un baño cerrado. Tome un baño en el campo, pues tiene una frescura que no se obtiene en un baño cerrado. Séquese el cabello después de lavarlo para evitar problemas nasales, si ya sufre de alguno.

- Antes de tomar un baño, realice las siguientes actividades: vaya a orinar para vaciar su vejiga. Humedezca el índice derecho con aceite de mostaza y póngalo en su ombligo ("Nabhi" en hindi) dos o tres veces, de tal manera que el ombligo quede bien humedecido. Ahora humedezca los meñiques de ambas manos con aceite e insértelos en los oídos, de tal manera que el aceite se aplique a las paredes internas. No vacíe el aceite en los oídos. De forma semejante, con ayuda del índice derecho, humedezca un poco de aceite en ambas fosas nasales.

- Con ayuda del índice izquierdo, enaceite el ano, al interior y en el orificio. Lávese las manos. Aplique un poco de aceite en ambos dedos gordos del pie. Propósito: fortalecer los intestinos, evitar problemas en nariz y oídos por contaminación. Asimismo, evita las hemorroides, limpia la vejiga vaciándola así como otras enfermedades rectales y cuida la vista al lubricar los dedos del pie.

- Si usted tiene un lugar de oración en casa, ore de dos a cinco minutos un "dhoop" o "agarbatti". Ore a Dios y pídale por su buena salud. Obtendrá paz mental.

- Su comida y su manera de vestir es lo siguiente. Después del desayuno, enjuáguese la boca con agua cinco veces de tal manera que se remuevan todas las partículas de comida. Vaya a orinar ahora. Hágalo un hábito el hecho de ir a orinar antes de desayunar, de comer y de cenar. Enjuáguese la boca con agua también después de comer y cenar. Lo mejor es mantener el agua en la boca y enjuagar los dientes y encías con ayuda del índice.

- Si usted es un hombre trabajador y su trabajo implica sentarse mucho tiempo, intente cambiar la posición del sentado cada media hora. Balancéese de izquierda a derecha, de adelante hacia atrás en la silla de vez en cuando. Estire la espalda y el cuello de vez en cuando. Estire las piernas, mueva el cuello de un lado a otro. Si usted es un hombre jubilado, no debe sentarse a descansar por mucho tiempo en casa. Ocúpese de ir al mercado, de algunas tareas del hogar, de dejar a los niños a la escuela, de ir a un club, etc. Si usted se sienta en casa a descansar todo el día, su vejiga se dañará y por consiguiente, **la orina se estancará**. No suprima o retrase el deseo de orinar, porque está ocupado en la oficina o en la casa. **Nunca posponga los deseos de orinar**. Evite dejar la vejiga llena.

- En la cena, mastique la comida de tal manera que se vuelva una pasta en la boca y así los intestinos tendrán menos trabajo para digerirla. No vea televisión en la noche, no platique mucho a la hora de cenar. Después de la cena vaya al baño a vaciar la vejiga. Regrese y siéntese derecho sobre sus pantorrillas, doblando las piernas debajo de las caderas y colocando las palmas de las manos sobre los muslos. Siéntese en esta postura por espacio de quince minutos.

- Si tiene el **hábito de tomar alcohol**, evítelo porque el alcohol irrita la vejiga y puede producir más orina.

- Antes de ir a la cama, lávese la cara, las manos y los pies. Agradezca a Dios por un nuevo día. No se cubra la cara con una manta o una cobija. En lugar de esto, puede ponerse una gorra, si lo requiere. La temporada fría puede producir retención de orina y aumento de deseos de orinar. Es **importante permanecer caliente en cama** durante el invierno. No se duerma sobre el abdomen.

- Coma como es su rutina y asegúrese de comer una tortilla menos de lo que desea.

- Beba agua media hora antes de comer o media hora después. Si no puede resistir tomar agua durante la comida, puede tomar medio vaso de agua en las comidas. Déjeme decirle un punto importante de beber agua. Es mejor si deja de tomar mucha agua o bebidas de cualquier tipo después de las 7-8 de la noche. No tome ni té ni café después de las 6 p.m. No tome ninguna sopa de verduras o curry con vegetales.

- **Trate de hacer un hábito el presionar los dientes superiores y los inferiores durante el acto de la micción.**

Cuando adopte este tipo de estilo de vida, acérquese a la naturaleza. Si es de edad avanzada o tiene hipertrofia prostática benigna, no necesita medicación, sólo necesita reconstruir la vitalidad antes de tratar la enfermedad. Consulte a un profesional. Déjelo decidir sobre los exámenes que debe hacerse. No debe preocuparse por esta enfermedad porque el médico es en realidad el que deberá preocuparse. De hecho, usted le ha pagado para ello. Supongamos que le ha dicho que la prostatectomia es esencial, pero usted puede esperar un tiempo, ya que los síntomas no se han mostrado violentos después de alguna medicación. Usted puede utilizar el tiempo entre la medicación y la operación de la próstata. Cambie su estilo de vida, adopte ciertos cambios en la dieta, ingiera suplementos nutricionales y mejore su digestión de acuerdo con el consejo del médico. Puede ayudarse de la alopatía, la homeopatía, la naturopatía y la práctica del yoga según sus creencias y confianza en las terapéuticas. En caso de que en dicho intervalo entre la medicación y la operación prostática, las condiciones mejoren, el médico le podrá decir incluso que posponga la operación. Créalo, es posible con yoga y una dieta adecuada.

PRIMEROS AUXILIOS EN EL TRATAMIENTO DE TONIFICACIÓN MUSCULAR PARA HPB

- En los primeros síntomas de hipertrofia prostática, uno debe hacer lo siguiente a fin de tonificar los músculos de la vejiga y entrenarlos para vaciarse. Si lo anterior falla, piense entonces en que al problema se le debe dar prioridad y debe consultar un médico.

- Relájese durante el acto de la micción. Mejor orine de pie.

- Cuando sienta que la orina ha terminado, pero todavía siente un poco en la vejiga, manténgase de pie y espere un minuto. Intente vaciar la vejiga una vez más.

- Practique el procedimiento de espera de micción y entonces orine una vez más tres o cuatro veces al día.

- Hágalo por siete días y si observa que los músculos de la vejiga han sido tonificados, se encuentra en el camino de la cura.

- Si no hay alivio, entonces es conveniente consultar a un médico.

(Referencias del Vade Mecum Homeopático de Ruddock)

PRIMEROS AUXILIOS EN EL TRATAMIENTO CASERO PARA LOS PRIMEROS SÍNTOMAS DE HPB

- En **retención de la orina**, tome cuatro cucharadas de **jugo de plátano**, mézclelo con dos cucharadas de "ghee" (una especie de mantequilla) y adminístrelo al paciente. Habrá orina inmediata.

- La **retención de la orina** también puede tratarse con **cebollas**. Tome 50 gramos de cebollas, córtelas en pedazos y hiérvalas en un litro de agua. Cuando el agua se haya reducido a la mitad, fíltrela a través de un lienzo. Una taza de esta agua mezclada con una cucharada de miel tres veces al día producirá orina. El goteo y la frecuencia aumentada de orina también se curan con el uso de cebollas.

- Para la **retención de orina**, tome **cuatro pedazos de cebolla** y macérelos para formar una pasta. Mezcle una pequeña cantidad de harina de trigo al igual que de la pasta de cebolla. Caliente la pasta de cebollas y la harina por un tiempo y luego aplique la pasta en el abdomen mientras está tibia.

- Para **retención parcial de orina y goteo frecuente** cuando el jugo anterior no está disponible, coma un **plátano** y luego media taza de jugo de *Myrobalan* (*Amla* en hindi, una especie de grosella) mezclado con azúcar al gusto. Este jugo se encuentre disponible en algunas tiendas de medicina ayurvédica.

- En caso de que la orina tenga **olor ofensivo**, reduzca inmediatamente su ingesta de **sal**.

- En caso de **orina escasa**, tome dos onzas de **jugo de rábano** dos veces al día, además de aumentar la ingesta de agua.

- Aquellos que sufren de **goteo de orina** deben tomar un **rábano** y un **nabo** todos los días en ensalada.

- En **ardor y retención de orina**, medio vaso de **agua de arroz** (agua que queda de haber preparado la sopa hecha con arroz *Marh* en hindi) mientras se cocina se puede mezclar con un poco de azúcar y se administra al paciente.
- Tome **leche caliente** al momento de ir a la cama. Esto aclarará la orina y tratará la retención.

(Cortesía de Nirog Sukh Fascículo Nov/Dic 2005, página 75)

HIDROPATÍA PARA MANTENER SALUDABLE LA PRÓSTATA

Usted incluso puede acudir a hidroterapia, una parte de la naturopatía para el tratamiento de la próstata. La hidroterapia es una terapia en la que el tratamiento se hace con agua caliente o fría.

El tratamiento de la próstata consiste en tener agua en dos contenedores, uno con agua caliente y el otro con agua fría. Al paciente se le pide que se siente en los contenedores de agua caliente y agua fría por turnos. Uno debe sentarse en el contenedor de agua caliente y poner los pies en el contenedor de agua fría por tres minutos y luego sentarse en el orden inverso por un minuto, esto es sentarse en agua fría y poner los pies en agua caliente.

Algunos naturópatas utilizan compresas de agua fría y agua caliente con un tipo de toalla especial en el abdomen bajo y los testículos. Algunos naturópatas ofrecen una dieta de limpieza antes de iniciar el tratamiento. El propósito es reducir la próstata y regresarla a la condición natural. Las dietas de limpieza ayudan al cuerpo a deshacerse de los productos de desecho y de las toxinas ambientales.

La hidropatía debe hacerse bajo supervisión de un naturópata.

AUTOEXAMINACIÓN DE LA ORINA PARA CONOCER LA CONDICIÓN DEL CUERPO

De acuerdo con el **ayurveda**, la orina ayuda a mantener el equilibrio de tres humores, *Vata-Pitta-Kapha* y el agua. He aquí un método clínico para examinar la orina y conocer la condición del padecimiento, básicamente las afecciones de la orina y la hipertrofia de la próstata:

Examen de Color de Orina, Visual

• Recoja la primera orina temprano en la mañana en un recipiente. No debe recogerse ni el primer ni el último chorro de orina.

• Amarillo es el color normal de la orina.

• El color paja es normal e indica orina concentrada con gravidez específica de 1.010.

• La orina sin color se ve cuando se ha ingerido grandes cantidades de fluido, diabetes mellitus no tratada, ingesta de alcohol y terapia diurética.

• La orina color naranja se ve en orina concentrada, ingesta restringida de fluidos.

• La espuma amarilla puede deberse a un pigmento de la bilis.

• La orina de color rojo se debe a la hemoglobinuria.

• El color café o negro se debe a la hemoglobina, intoxicación o melanina.

• El color humeado puede deberse a los glóbulos rojos.

Interpretación del Ayurveda

• Si el color de la orina es café negruzco, es un desorden del *Vata*.

- Si el color de la orina es amarillo oscuro, entonces es un trastorno del *Pitta*.
- Si el color de la orina es nebuloso, es un trastorno del *Kapha*.
- En el caso de hipertrofia prostática benigna, el color de la orina es amarillo oscuro.

Examen de Olor

- La orina normal tiene un olor urémico particular. Si el olor es ofensivo y fétido, esto muestra que las toxinas están presentes en la orina y que la próstata está hipertrofiada.
- El olor ácido de la orina es una indicación de que hay infección en el conducto urinario. La prostatitis no se descarta aquí.
- Si la orina es espesa y tiene arenilla, puede tratarse de un problema de cálculos renales.
- Un olor dulzón de la orina y si todavía se encuentran hormigas alrededor del asiento del baño, esto señala un problema de diabetes.

Examen de Aceite

Ahora ponga una gota de aceite de ajonjolí en la primera orina.

- Si la gota se expande inmediatamente, el trastorno se cura rápidamente.
- Si la gota se hunde en medio de la muestra de orina, esto quiere decir que la enfermedad es moderada y que tomará algo de tiempo en curarla.
- Si la gota se hunde hasta el fondo del recipiente, la enfermedad es muy difícil de curar.

RESUMEN – BUENA SALUD DE LA PRÓSTATA

- No posponga la orina y evacue sin presión de tiempo. No suprima la urgencia y el impulso de orinar. Evite dejar la vejiga llena.
- No permita que ocurra la constipación.
- No fume ni mastique tabaco.
- Cuando la vejiga está llena, no haga ejercicios, en especial saltar.
- No realice actos sexuales sin protección en edad avanzada.
- Evite actividades sexuales cuando tenga problemas de próstata.
- Coma alimentos ricos en zinc, selenio, magnesio y vitaminas C y E.
- Coma muchos vegetales verdes y frutas.
- Si usted no es vegetariano, coma pescado dos veces a la semana. El pescado tiene ácidos que ofrece protección contra las infecciones comunes en la prostatitis.
- Coma suficientes frijoles y nueces, pues son ricos en proteínas.
- Evite la fatiga excesiva, el estrés físico y psicológico.
- No tome té ni café en especial después de las siete de la noche. No tome más de dos tazas al día.
- Reduzca la ingesta de leche entera, crema, mantequilla y carbohidratos refinados.
- Intente orinar antes de bañarse, antes de desayunar y antes de cenar.
- Realice *yogasanas* como se detalla en este libro.

- No tome alcohol cuando la hipertrofia de la próstata se haya identificado.

- No tome agua en exceso después de las 6-7 p.m. y no coma curry, sopa de verduras o bebidas frías antes de la cena. Cualquier ingesta de agua en exceso puede aumentar la urgencia y la frecuencia de orinar.

- La gente a la que le gusta la leche antes de irse a dormir, debe dejar este hábito. Es mejor tomar leche en la mañana con el desayuno.

SECCIÓN – VII

YOGA Y PRÓSTATA

El primer signo de vida en un recién nacido es una respiración profunda. Esta primera respiración se llama *Prana*, porque sin ella el bebé no puede sobrevivir. Este ritual es sin ningún entrenamiento para el bebé, quien respira profundamente, retiene un poco y luego libera la respiración. Este es el proceso de respiración por el cual comienza la vida. La vida culmina cuando cesa esta respiración. Uno puede vivir sin comida o agua por algún tiempo, pero no puede vivir sin respirar. Para lograr una buena salud, la respiración debe controlarse y vitalizarse por medio de algún método de respiración, inhalación y exhalación. El *pranayama* se desarrolla para trabajar en este preciso aspecto.

Nuestros antiguos libros sobre salud revelan que hay tres pasos para conducir el *Pranayama*. Inhalar aire en los pulmones con toda la fuerza es el primer paso que se llama *Poorak*; retener el aire en los pulmones es el segundo paso que se llama *Kumbhak*; la exhalación final de aire de los pulmones es el tercer paso llamado *Rechak*.

El Poorak debe hacerse por aproximadamente 10 segundos. El Kumbhak debe realizarse por aproximadamente 40 segundos y el Rechak por 20 segundos. Realmente el tiempo de aguantar la respiración depende de la capacidad del individuo y es variable.

EL PRANAYAMA Y ASANAS ÚTILES PARA LA PRÓSTATA

Comenzar con *yogasanas* es muy simple. Levántese temprano en la mañana y camine para dar un paseo. Regrese a casa, tome un baño y siéntese para hacer los asanas en una colchoneta en una habitación ventilada. Siéntese en *Sidhasan, Padmasan, Sukhasan* o *Vajraasan*. Usted puede aprender estos asanas de algún experto de yoga. El *Padmasan* y el *Sidhasan* se explican a continuación:

Padmasan y Sidhasan

Expanda una colchoneta o una toalla limpia y siéntese. Doble las piernas ya sea en lotus asana (Padmasan) o en yoga mudra (Sidhasan). El lotus asana puede aprenderse de una persona que conoce el yoga. Para ello, tiene que doblar la pierna izquierda sobre el muslo derecho. Luego doble la pierna derecha sobre el muslo de la pierna izquierda. O puede hacerlo viceversa. Los talones deben estar debajo de la región del ombligo y las rodillas deben tocar el suelo. Las plantas de ambos pies deben estar hacia el cielo. Mantenga la espalda en posición derecha mientras se sienta y extiende las manos derechas sobre las rodillas. Luego doble el pulgar y el índice de ambas manos juntas de al manera que las yemas de los pulgares toquen los índices. Los tres dedos restantes descansan sobre las rodillas. Este asana es un poco difícil, pero con la práctica debida, puede hacerse cada vez con mayor facilidad.

Si usted considera este asana difícil, puede intentar el yoga mudra. Para lograrlo (Sidhasan), coloque el talón izquierdo debajo del muslo derecho, de tal manera que el talón toque el área media del ano y los genitales. Es importante porque se trata del área de la próstata. Luego ponga la pierna derecha encima de tal suerte que la planta del pie derecho dé hacia el cielo. Posteriormente, coloque las manos sobre su regazo, sobre el talón de la pierna derecha. Las manos deben mantenerse una sobre la otra y las palmas hacia el cielo. Es importante observar que los talones no se encuentren sobre el área púbica. Este asana es mucho más fácil y puede ser el asana de inicio en su pranayama.

Pranayama

El pranayama es el proceso de respiración suave, inhalando y exhalando de las fosas nasales tal como se explica a continuación:

- Inhale profunda y lentamente, luego exhale de la misma manera. Repítalo por cinco minutos. Esto se conoce con el nombre de pranayama **Bharstika**.

- Inhale a través de la fosa nasal derecha y exhale a través de la fosa nasal izquierda, usando el pulgar y el dedo medio para cerrar y abrir alternadamente los senos nasales presionando el lado de la nariz.

- Hágalo por lo menos por diez minutos. Este es el pranayama "Anulome Vilom"

- Ahora llega el segundo paso. Inhale a través de la fosa nasal izquierda y retenga la respiración por algunos segundos. Ahora libere la respiración de la fosa nasal derecha. Para inhalar y exhalar de diferentes fosas nasales, tiene que usar el pulgar y el índice para cerrar las fosas nasales. No retenga la respiración más allá de su capacidad. Esto requiere práctica. El tiempo de retención de la respiración dependerá de su capacidad y en ningún caso debe ser prolongado. Este ejercicio crea un efecto refrescante en el cuerpo y aumenta la inmunidad. Hágalo tres veces únicamente.

- Libere la respiración con ligera fuerza de tal manera que el abdomen se hunda un poco con la ingesta del aire y regrese a la misma posición durante la siguiente inhalación. Esto quiere decir que usted tiene que hacer sólo el **Rechak**. Esto se conoce con el nombre de pranayama **Kapalbhati**. Haga este pranayama por cinco minutos. Puede empezar con un minuto y luego aumentarlo lentamente a cinco minutos después de unos días.

Shavasan (posición del cadáver)

[Shavasan es uno de los mejores asanas para aliviar el estrés. El Dr. Datey, un renombrado especialista en cardiología de Bombay, destinatario del premio Dhanvantri, aprecia el shavasan para liberar tensiones. Explica lo que sucede cuando hay estrés: "Hay enseguida una reacción impulsiva. El estrés se comunica al cerebro por los cinco sentidos. El tálamo posteriormente transmite el impulso a través del sistema nervioso autónomo. Los impulsos se modifican a través del Shavasan. El shavasan es la mejor forma de relajación; incluso ayuda a cambiar el sistema nervioso. Uno no reacciona a una crisis como lo haría una persona promedio. El shavasan una vez fue realizado en 47 pacientes con hipertensión de varias etiologías. Se obtuvo una respuesta significativa en aproximadamente el 52% de los pacientes". (Del libro "Vejez a Juventud por medio del Yoga" del Dr. Siddhantalankar.)]

Acuéstese sobre la espalda en el suelo y extienda las piernas manteniendo los pies a una distancia de treinta o cuarenta centímetros. Coloque una pequeña almohada o una frazada doblada debajo de la cabeza. No use una almohada gruesa. Las manos deben estar cerca del cuerpo, tocando el cuerpo. Las palmas deben estar hacia arriba. Cierre los ojos. Ahora relájese y deje que el cuerpo se relaje o se suelte. Intente sentir las diferentes partes del cuerpo en contacto con el suelo.

Para hacer esto, cierre los ojos e imagine que su cuerpo entero, parte por parte está en contacto con el suelo y se está haciendo más pesado. No se preocupe por nada cuando realmente sienta las extremidades pesadas. Mediante la práctica de este asana, las preocupaciones y los problemas pueden seguir apareciendo. Convénzase y dígase que estos problemas recibirán su atención después de unos minutos y que ahora está practicando un shavasana. Suave y lentamente ganará confianza y se sentirá relajado en todos los aspectos. Durante el asana, siéntase libre y relajado, como si estuviera muerto, por lo menos en lo que respecta al cuerpo. Permanezca en este shav o posición de cadáver por algún tiempo, digamos al menos por diez minutos sin ningún movimiento. Mientras tanto actúe como un cadáver, respire profundamente y en intervalos largos.

Yogasana Para la Salud de la Próstata

La próstata está localizada en un lugar donde es difícil hacerla móvil. Cada órgano debe gobernarse por contracción y relajación para mantenerse sano. Es esencial para la próstata tener flexibilidad, buena circulación en los vasos sanguíneos, las arterias y los músculos para su buena salud.

Asana Para la Salud de la Próstata I

Es posible hacer un poco de ejercicio para la próstata y el método que se conduce es el "Sidhasan". Hemos explicado anteriormente este asana. En éste el pie izquierdo está presionado contra el perineo y el talón del pie derecho toca el área púbica. El perineo es el espacio entre los muslos, del ano a los genitales. Este espacio se llama "seevan" en hindi. Cuando usted conduce este pranayama, se sienta en sidhasan por algún tiempo y prácticamente pone presión sobre la próstata. Esto es suficiente para el cuidado de la próstata, ya que la presión por un tiempo mejora la circulación de la sangre y la mantiene saludable.

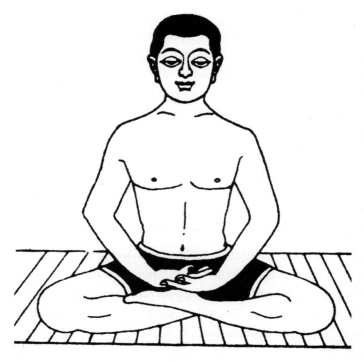

Fig. 6 Siddhasana – Siéntese con el talón izquierdo contra el perineo y el talón derecho sobre el izquierdo.

Una cosa que debe tenerse en consideración es que el sidhasan puede no curar todas las enfermedades de la próstata, pero lo que sí hace es evitar la hiperplasia prostática benigna y la prostatitis.

Asana Para la Salud de la Próstata II

Coloque el pecho sobre los muslos mientras presiona el estómago con ambos puños. Ponga la mano sobre la región púbica encima del pene. Ahora presione el área y sentirá un hueso. Es debajo del ombligo donde terminan los músculos del abdomen. Es ahí donde se localiza la vejiga.

Siéntese derecho en posición erecta con los glúteos sobre los muslos. Las piernas en esta posición se encuentran debajo de los muslos. Ahora empuñe las manos y colóquelas sobre el estómago alrededor del ombligo. Respire y dóblese de tal manera que el pecho toque los muslos y la cabeza esté cerca del suelo. Permanezca en esta posición por un momento hasta que pueda sostener la respiración y luego liberar la respiración sentándose erecto. Repita este asana tres veces todos los días. Este asana ejerce presión sobre la boca de la vejiga, que está rodeada por la próstata. La presión sobre la vejiga es un buen ejercicio para la próstata.

Asana Para la Salud de la Próstata III

Acuéstese sobre la espalda en el suelo y mantenga ambos brazos a los lados. Ahora levante las rodillas y junte los pies de tal manera que las plantas de los pies estén juntas. Esto hará que las rodillas se vayan hacia el suelo en ambos lados, derecha e izquierda. Con las plantas juntas, intente unir los pies hacia los glúteos, lo más cerca que se pueda sin que usted se sienta incómodo. Mantenga esta misma posición por tres minutos aproximadamente. Hágalo todos los días. Este ejercicio estimulará la circulación de la próstata y las áreas aledañas. Se supone que cura la prostatitis también.

Asana Para la Salud de la Próstata IV

Siéntese sobre los dedos de los pies, uniendo ambos talones y sentándose sobre el perineo.

Siéntese sobre ambos dedos gordos de los pies, de tal manera que ambos talones estén juntos y los dedos deben estar hacia los lados del cuerpo y todo el peso debe estar sobre los talones. Ahora sí estará sentado sobre los talones. Los talones tocan la región central entre el ano y los testículos. Esta postura puede obtenerse sólo cuando usted equilibra el cuerpo sosteniéndose de una silla o una mesa con ambas manos. Vea que las rodillas se extiendan a ambos lados. Ahora mueva las rodillas al interior y al exterior, mientras los talones todavía están sobre los glúteos. Haga esto diez o quince veces de acuerdo con su capacidad de balancearse sobre los talones.

Asana Para la Salud de la Próstata V

Una ambas plantas de los pies mientras se sienta elevando/descendiendo las rodillas dobladas.

Si usted ha visto las enseñanzas de Swami Ramdev mostrando varios asanas en la televisión, debe haber visto este asana durante un receso después de haber hecho asanas agresivos.

Siéntese derecho sobre el suelo y doble las rodillas. Ahora ponga los pies juntos y únalos de tal manera que las plantas de los pies estén juntas. Ahora jale los pies doblados hacia el área púbica tan cerca como se pueda. Mantenga esta posición intacta con las manos presionando los pies, elevando las rodillas del suelo y luego regresarlos al suelo. Repita este movimiento de elevación y descenso de las rodillas dobladas al menos treinta veces.

Asana Para la Salud de la Próstata VI (Nyoli)

Siéntese en posición doblada, colocando ambas manos y rodillas inhalando y exhalando aire.

El nyoli se conduce generalmente para la salud del estómago y el abdomen, porque este asana estimula los intestinos. Esto implica el movimiento de los músculos abdominales arriba y abajo y a los lados.

Póngase de pie, erguido y coloque ambas palmas de las manos sobre los muslos inclinándose ligeramente. Esta postura traerá el peso del cuerpo sobre la cintura. Inhale y exhale y luego constriña el abdomen hacia adentro. Ahora, constriña y relaje el abdomen de arriba del área púbica inhalando y exhalando. Esto tonificará los músculos abdominales. Haga esto durante un tiempo todos los días. Tiene que aprenderlo de un maestro de yoga.

Nota: Todos estos asanas deben realizarse en consulta con un maestro de yoga que debe conocer su problema de próstata.

SECCIÓN – VIII

ACUPRESIÓN Y PRÓSTATA

La hipertrofia prostática puede reducirse y llegar a un tamaño saludablemente normal si se aplica acupresión sobre los puntos del cuerpo donde el flujo de sangre y las venas se unen para la próstata.

Nuestro cuerpo tiene muchos puntos vulnerables donde fluye la sangre. Estos puntos si se oprimen o se pinchan con ayuda de agujas, normalizan el flujo de sangre, si hay algo de obstrucción en el flujo o el flujo no es regular. Básicamente, se considera que debe haber obstrucción en el flujo de sangre o el flujo de sangre es irregular en el cuerpo y por ello se originan las enfermedades. A fin de regular el flujo, debe ejercerse un impacto o algo de presión sobre éste. Muchos métodos terapéuticos se han desarrollado, pero sin duda alguna la terapia de la presión es la más simple. Otras terapias son acupuntura, reflexología, shiatsu, etc. pero el más antiguo parece ser la acupresión. De acuerdo con algunos proverbios antiguos, la terapia de la acupresión se inició por los santos de la antigua India. Se desarrolló ahí, y luego se expandió a China, Egipto, Asia Central y otros países.

La terapia de la acupuntura se supone que tiene 5000 años y se inició en China. En la literatura china antigua se hace mención tanto de la acupresión como de la acupuntura y ellos reclaman que ambas terapias se originaron del conocimiento de medicina. Cualquiera que sea el caso, es un hecho que ambas terapias se profesan y practican como una línea principal de tratamiento actualmente en China.

Es un hecho que incluso si una madre de familia tiene una cefalea, les pedirá a sus hijos que le presionen la cabeza. Este es el primer tratamiento en cualquier casa de hoy en día. Es también un hecho que esta presión provee alivio instantáneo de la cefalea, incluso si es parcial. Si este ejemplo es verdadero, no hay duda alguna de que la acupresión se origina de esta técnica. Hay una historia diferente sobre el origen de la acupuntura. Solía haber peleas y guerras entre los países durante los tiempos antiguos; cuando se usaban las flechas como armas de guerra. Se experimentaba por los soldados heridos que una flecha que les atravesaba una parte del cuerpo les producía alivio de sus antiguos padecimientos de gota o reumatismo. Este fue un descubrimiento extraño de la experiencia, pues los médicos de los tiempos antiguos y sus descubrimientos dieron origen a la acupuntura.

En los libros antiguos de China, hay alrededor de 669 puntos de presión, pero los aspectos prácticos de esta terapia han mostrado entre 90 a 100 puntos como los más importantes y los más utilizados para curar enfermedades. En el siglo XX este arte se olvidó un poco, pero bajo el liderazgo de Mao Tse Tung en China, esta terapia se renovó y se volvió muy popular.

El perforar las orejas y la nariz es una tradición común en India y es más común en mujeres que en hombres. Es una creencia que estas perforaciones eran para llevar adornos o para lucir más hermosa y por consiguiente, prevenir las enfermedades cardiacas. Muchos estudiosos de la terapia señalan que las mujeres son menos propensas a las enfermedades cardiacas debido a estas perforaciones. Para evitar el asma, incluso ahora, la gente se perfora las orejas. El resultado fue que en la oreja solamente, los médicos descubrieron más de 200 puntos de acupuntura. En 1950 un neurocirujano, Paul Nozier, desarrolló la terapia exclusiva de la perforación de orejas, que denominó "Terapia oracular".

Los médicos y estudiosos de India, China y Japón creen que la vida es un fenómeno bioeléctrico. Esto quiere decir que nuestra vida se basa en alguna corriente eléctrica de vida. Este poder nos permite movernos, inhalar, exhalar, pensar, etc. Los chinos denominan este poder "Chi". En India lo llamamos "Pran". La homeopatía lo llama Fuerza vital. Esta energía es de dos tipos: "Yin" y "Yang". La fuerza Yin es de energía negativa, mientras que la fuerza Yang es de energía positiva. El principio señala que si hay equilibrio entre el Yin y el Yang, el cuerpo permanecerá saludable. Cualquier desequilibrio de Yin y Yang hace que el cuerpo se enferme. Esta fuerza tanto positiva como negativa, fluye a través de ciertas rutas especiales en el cuerpo y estas rutas se conocen como "Meridianos" o "Zing". La fuerza de vida del Yin y el Yang fluye en 14 meridianos principales. 12 de estos meridianos existen en pares (6 son Yan y 6 son Yin) en cada lado del cuerpo. El resto de los dos meridianos son independientes y uno está en la parte frontal del cuerpo y el otro está en la parte de atrás. Hay algunos puntos sensibles seleccionados en estos meridianos y una presión en un lugar se transmite a toda la línea del meridiano.

ACUPRESIÓN EN EL TRATAMIENTO DE LA HIPERTROFIA PROSTÁTICA

Hay siete puntos en nuestro cuerpo sobre los cuales es aplicable la terapia de acupresión y se observan resultados muy buenos. Estos puntos son:

- Aproximadamente dos pulgadas y media arriba del tobillo (hueso tarsal) sobre ambas piernas. Hay un punto en cada pierna.

- Cerca de dos pulgadas y media arriba del área entre el primer y el segundo dedos del pie. Hay un punto en cada pie.

- Cerca de tres pulgadas debajo del ombligo, justo en medio del abdomen bajo, hay un punto de presión.

- Un punto en el lóbulo superior de la oreja. Está arriba de la abertura de la oreja.

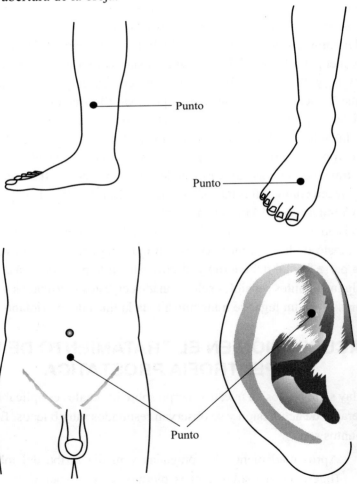

Fig. 7 Puntos de acupresión para la próstata

Método y Condiciones de Aplicación de Presión

- La primera nota importante es que si usted ha localizado los puntos anteriores, habrá dolor en dichos puntos mientras aplica presión. Este dolor indica que los puntos localizados son correctos. En caso de que no experimente dolor en dichos puntos, busque un punto cercano. Encontrará que el punto adecuado es aquel que siente ligero dolor al sentir presión.

- La segunda nota importante es que usted puede realizar acupresión en cualquier momento y en cualquier lugar. Es mejor hacerlo en un lugar donde haya aire fresco.

- El tercer punto es que puede presionar el punto indicado con cualquier dedo. Es mejor si la presión se ejecuta con el pulgar, pues es éste el que puede ejercer mayor presión. Si usted quiere utilizar el índice, mejor colóquelo sobre la uña del dedo medio y aplique presión sobre el punto. Así logrará presionar con más fuerza.

- Hay muchos métodos de aplicación de presión. Depende de la naturaleza y el tipo de enfermedad. La presión puede aplicarse circulando el dedo como las manecillas del reloj sobre el punto o incluso al lado contrario de las manecillas. Pero el método más fácil y más aceptado es la **presión vertical**.

- El tiempo de aplicación de presión debe ser de aproximadamente 10 a 15 segundos y lo mismo para el relajamiento. Repita este proceso por lo menos cuatro veces. Otro método fácil es contar hasta veinte lentamente cuando está presionando y luego liberar la presión. Una vez más contar 20 durante el tiempo de descanso antes de aplicar la presión una vez más. En todo el día, un total de 5 a 15 minutos deben bastar en adultos.

- Inmediatamente después de las comidas, la acupresión no debe aplicarse.

- Si el paciente ha tomado un baño frío o caliente, es mejor esperar por lo menos una hora.

- Si el paciente ha defecado, es aconsejable esperar al menos media hora.

- Si usted tiene una fractura o una lesión, la acupresión no debe efectuarse sobre el lugar ni cerca del lugar de la lesión.

- En caso de haber tomado medicamentos alopáticos por otros padecimientos, espere dos horas antes de realizar la acupresión.

Nota: Es todavía mejor si un experto en acupresión es consultado para conocer los puntos exactos del cuerpo para la acupresión.

SECCIÓN – IX

MAGNETOTERAPIA Y PRÓSTATA

INTRODUCCIÓN

¿Qué es la Magnetoterapia?

El tratamiento de padecimientos tocando el cuerpo con imanes por cierto tiempo se llama **magnetoterapia**. *Magneto* se refiere a la atracción por medio del contacto físico. Sabemos que hay un flujo de corriente magnética en la Tierra. La ciencia moderna no niega esto.

Se ha establecido por nuestros ancestros que existe una relación entre la Tierra con la sangre que circula en nuestras venas y arterias. El polo norte de la Tierra tiene poder de controlar las infecciones de las enfermedades, mientras que el polo sur de la Tierra tiene energía almacenada. A fin de ver que la corriente de la Tierra corresponde con la corriente del cuerpo, uno debe mantener la corriente de la Tierra y el cuerpo en alineación. Nuestros antiguos libros mitológicos (Vedas y Puranas) sugieren que nuestra cabeza debe estar en dirección al norte mientras dormimos. Esto es probablemente para mantener la corriente de la Tierra en alineación. Cuando es obvio que una persona está a punto de morir, sus piernas se deben atraer hacia el sur y el cuerpo debe cambiarse de la cama al suelo de tal manera que la corriente de la Tierra coincida con la corriente del cuerpo entrando a la cabeza y dejando el cuerpo a través de los pies. La creencia es que la persona que muere tiene una muerte más pacífica de esta manera. Su dolor se reduce. Estos ritos hindúes han sido seguidos por siglos y tienen una relación definida con el poder magnético de la Tierra. Esto es para traer el flujo corriente de la Tierra en concordancia con la corriente bioeléctrica del cuerpo.

La Tierra Misma es un gran Imán. Si suspendemos un imán en el aire, regresará hacia la dirección norte-sur debido a la influencia del campo magnético de la Tierra. La Tierra tiene dos polos magnéticos, norte y sur. Una unidad llamada "gauss" mide la fuerza de los imanes. En la magnetoterapia, se usan imanes con capacidad de 1500 gauss. Un instrumento llamado gaussímetro está disponible para medir esta capacidad. La magnetoterapia se ha discutido y se ha establecido por los grandes filósofos como Platón y Aristóteles. Incluso el padre de la homeopatía, Hahnemann fue influenciado por esta terapia. Estudió esta terapia profundamente e hizo experimentaciones amalgamándola con la homeopatía, pero la dejó de lado después de descubrir que la homeopatía y la magnetoterapia tienen diferentes cimientos. En sus días de experimentación, solía llevar un bastón que tenía imanes en su mano para examinar a sus pacientes. Junto con la magnetoterapia, administraba los medicamentos homeopáticos. Muchos homeópatas se han vuelto magnetoterapeutas expertos. Era el hábito del gran Hahnemann continuar experimentando nuevas áreas en su misión de curar a la humanidad.

Es un hecho conocido que durante el sueño, nuestro cerebro y nuestro corazón desarrollan fuertes campos magnéticos. Su fuerza es de alrededor de 30 000 000 de kilogauss. Esta fuerza varía de vez en cuando. Los científicos modernos usan este campo magnético del cuerpo para conducir diferentes estudios como los electrocardiogramas o las tomografías. El ritmo biológico del corazón y la temperatura del cuerpo se mantienen parcialmente gracias a la corriente de este campo magnético. Cuando hay una enfermedad, este campo magnético se perturba. Nuestra sangre tiene alrededor de un 4% de hierro y cuando se aplica un imán en el punto de perturbación, el flujo magnético en la sangre cambia y se reorganiza, de tal manera que el cuerpo se vuelve normal. Cuando el flujo de sangre se normaliza con este método, habrá suficiente flujo de oxígeno y nutrientes en la sangre. Las células de la sangre se fortalecen. En algunas enfermedades del corazón, los pulmones, los riñones y el hígado, el colesterol elevado, el aumento de calcio y urea se pueden disolver con ayuda de los imanes. De forma semejante, las enfermedades relacionadas con las células de la sangre, el dolor, las hinchazones, la rigidez, el dolor articular y el reumatismo, pueden tratarse con ayuda de la magnetoterapia. En los tejidos del cuerpo, hay iones, la mayoría de ellos está en la sangre. Estos iones actúan como un buen conductor de la electricidad. En los tejidos adiposos, los huesos y los músculos, la cantidad de iones es menor y no son buenos conductores de la electricidad. Esta es la razón por la que la aplicación de imanes da mejores resultados cuando se hace en áreas ricas en sangre, arterias y venas de nuestro cuerpo. Es esencial entonces que algunas partes del cuerpo se identifiquen para la aplicación de imanes.

Relación Entre los Imanes y los Puntos de Acupresión o Acupuntura del Cuerpo

Un imán tiene dos polos, uno positivo y el otro negativo. El polo norte es el positivo y el sur es el negativo. Hay muchos tipos de imanes disponibles en el mercado. Son imanes de curación fuerte, imanes de poder medio e imanes cerámicos de poder bajo. Los imanes de curación fuerte se usan para curar la parálisis, la espondilosis, la polio, el lumbago, la gota, la ciática y el eccema.

Cerca de 14 meridanos se han seleccionado en todo el cuerpo (como la acupresión, puntos de acupuntura). Estos se dividen en 12 pares (meridianos pares) y 2 meridianos asilados. Cada punto tiene un flujo particular de campo magnético y cuando se aplican los imanes sobre estos puntos, hay una respuesta positiva hacia la cura. De hecho, la acupuntura es un aliado y la mayoría de los expertos en magnetoterapia usan estos puntos como áreas de aplicación de los imanes.

En la acupresión hemos leído sobre algunos puntos del cuerpo donde debe aplicarse presión. Estos son los puntos donde debe aplicarse el imán. Además de estos puntos, el imán debe usarse también en las plantas de los pies.

Uso de Imanes Para Curar la Hipertrofia Prostática

En el caso de enfermedad de próstata, deben usarse imanes de curación fuerte.

- El polo norte siempre se usa del lado derecho del cuerpo y el polo sur se usa del lado izquierdo. La planta del pie derecha se mantiene con el imán polo norte y la planta del pie izquierda se mantiene con el imán de polo sur.

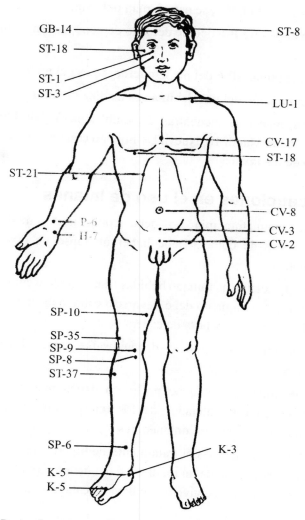

Fig. 8 Puntos de acupuntura relevantes sobre el lado frontal del cuerpo.

- El punto de presión debajo de la región umbilical en los detalles de imagen de acupresión se llama CV-2.

- El punto de presión en la pierna arriba del tobillo se llama SP-6

- En el punto CV-2, se usa el imán polo sur.
- En el punto SP-6 del pie del lado derecho, se usa el imán polo norte.
- En el punto SP-6 del pie izquierdo, se usa el imán polo sur.
- La duración del uso del imán es de diez minutos.

Los imanes se encuentran disponibles en B. Jain Publishers, Calle Chuna Mandi 10, Nueva Delhi junto con los libros guía para el uso de los imanes.

Precauciones en el uso de Imanes

- La magnetoterapia no debe conducirse inmediatamente después de comer. Debe haber un lapso de dos horas al menos.
- Si el paciente ha tomado bebidas frías, helado o cualquier cosa fría, esta terapia no debe llevarse a cabo, debe haber un lapso de al menos una hora de espera.
- Los imanes fuertes no deben usarse sobre el cerebro, el corazón y los ojos.
- Los imanes de mucho poder no deben mantenerse juntos y deben estar alejados de los relojes. Los imanes deben mantenerse en sus contenedores.

Nota: En el caso del tratamiento de hipertrofia prostática, es mejor tener la guía de un médico en magnetoterapia. Sin ninguna guía práctica, no es conveniente llevar a cabo esta terapia.

SECCIÓN – X

HOMEOPATÍA Y PRÓSTATA

INTRODUCCIÓN

El primer cuestionamiento es ¿por qué homeopatía? No es que la homeopatía sea muy popular y que no tengamos otra opción de sistema alternativo de tratamiento. Tampoco es que el sistema convencional de medicina, la alopatía, nos haya decepcionado por completo. Le han aconsejado operarse y remover la próstata. La operación quirúrgica de cualquier órgano del cuerpo se recomienda sólo cuando no hay alternativa o cura. La remoción de la próstata hipertrofiada, así como de la hernia o el apéndice se ha vuelto una necesidad para los promotores del sistema convencional de medicina. Nos han dicho que no tenemos opción y esto crea un impacto sobre el paciente. He visto pacientes de hernia por más de diez años sin recurrir a la operación y permanecer estables. En casos de apéndice, aquellos que recurrieron a la homeopatía no necesitaron operación. Si el caso es de naturaleza urgente, en donde la infección ha alcanzado un nivel de emergencia, debe realizarse la operación. En los primeros casos reportados de apéndice, se observó la curación homeopática. En el caso de hipertrofia prostática benigna, la homeopatía también ha ayudado a miles de pacientes a olvidarse de las operaciones. Uno no debe olvidar que tenemos la opción antes de que sugiera la operación. Si se reportan los primeros síntomas en los trastornos urinarios a los médicos homeópatas, no hay razón para que se realice la operación en una etapa posterior.

El problema principal es nuestra organización. Estamos habituados a apresurarnos en la alopatía por cualquier cosa y esto nos hace depositar todo tipo de confianza en el consejo del médico. Si el médico aconseja la operación, el impacto es grande. Psicológicamente, el paciente no tiene ninguna opción, sólo la de seguir lo que dice el médico. Incluso si no queremos, nuestros familiares nos obligan a hacernos la operación.

Toda enfermedad tiene su establecimiento, ataque y declive o terminación en un incidente fatal. Desde el establecimiento de la enfermedad, en este caso hipertrofia prostática, el paciente es aconsejado y cuando la hipertrofia es tal que obstruye el flujo de orina, el paciente entonces acude al médico. Le dicen que tienen que remover la próstata. Definitivamente, el paciente se preocupa porque el cuerpo debe soportar cortes, heridas y puntadas por un número de días. Actualmente, dichas operaciones se han vuelto más fáciles y simples. Pero mucha gente busca el consejo de sistemas alternativos de medicina, quizá con una idea de que la operación no se lleve a cabo. Es humano tratar de evitar la cirugía. Es en este celo que la homeopatía y el ayurveda se ponen en consideración. Hay medicinas en el ayurveda que curan la hipertrofia prostática benigna y he sido testigo de ello. No sólo en India, muchas compañías de medicamentos hacen publicidad a ciertas medicinas herbales para curar la hipertrofia de próstata. Hierbas chinas (He Shou Wu, por ejemplo) se venden en el mundo entero con diferentes nombres. Si usted observa en Internet, encontrará muchas medicinas para los problemas de próstata que garantizan la cura. No sé si estos medicamentos publicitados o si los medicamentos de ayurveda con patente india curen o no, pero tengo la certeza de que la homeopatía ha logrado evitar la operación de próstata en muchos casos gracias a la continua medicación adecuada.

Una de las razones para cambiarse a la homeopatía es la naturaleza inquisitiva del individuo. La segunda razón es que queremos ver si pueden lograrse mejores resultados sin repetir los medicamentos, pues en realidad deseamos un alivio permanente.

HISTORIA DE LA HOMEOPATÍA

Ahora usted conoce las razones por las que se puede cambiar a la homeopatía. Pero ¿qué es la homeopatía? El origen de la homeopatía se remonta al siglo V antes de Cristo cuando Hipócrates, el padre de la medicina, inventó dos métodos de curación: los *contrarios* y los *similares*. Había una concepción equivocada aquellos días: las enfermedades eran un castigo de los dioses. De acuerdo con él, "toda las enfermedades tienen su propia naturaleza y se ocasionan por factores externos, por frío, sol, cambio de clima, viento y es dicha naturaleza es el origen real de nuestras enfermedades". Su teoría que señalaba que las enfermedades pueden curarse por los semejantes, no fue aceptada entonces y permaneció en una etapa dormida por miles de años. Un médico alemán, Paracelso (1493-1541) luchó contracorriente en sus tiempos. Vio que la Tierra era un laboratorio químico e identificó el valor de los experimentos químicos en las medicinas, tanto por razones de comprender el proceso fisiológico como una fuente de las preparaciones medicinales. Paracelso se conoció como **el padre de la química,** porque deseaba tratar las enfermedades a través de medios farmacéuticos. Se basó en estudios sobre animales y minerales y luchó contra aquellos que creían que los contrarios curaban. *Señaló que lo semejante cura lo semejante o*

que el veneno que causa una enfermedad debe volverse su cura.
En este proceso descubrió que administrar dosis pequeñas de un
veneno podía curar la enfermedad. Esta no fue en realidad la ley
de curación que fue expuesta por otro médico después de más
de doscientos años. Fue Samuel Hahnemann de Alemania (1755-
1843), **el padre de la homeopatía,** quien hizo historia cambiando
el tratamiento. Se calificó como médico en 1791 y practicó la
medicina por aproximadamente nueve años. Se decepcionó por
los tratamientos crueles e infectivos de su tiempo (sangrías,
purgas y drogas intoxicantes con terribles efectos secundarios).
Tenía una enorme sed de conocimiento y contaba con un talento
para aprender lenguas, además de saber matemáticas, geometría
y botánica. En su rutina de trabajo como traductor, se encontró
con un libro "Tratado de Materia Medica" del Dr. William
Cullen. Cullen hablaba de la habilidad de la Cinchona para curar
la malaria. Esto quería decir que la cinchona producía en una
persona sana los síntomas de la malaria, los mismos síntomas
que curaba. Este descubrimiento allanó el camino para la doctrina
de la homeopatía. Durante los siguientes seis años, Hahnemann
condujo muchas experimentaciones en sus familiares y amigos y
estudió los síntomas de víctimas de intoxicaciones accidentales.
En su práctica posterior, buscó el *similimum* – el medicamento,
cuyo cuadro sintomático se asemeja más al de sus pacientes. Sus
colegas lo ridiculizaron pero continuó esforzándose. Era poco
común en aquellos días administrar un solo remedio, cuando los
médicos convencionales hacían fortunas mezclando numerosas
sustancias, muchas de las cuales eran altamente tóxicas. Usó dosis
más pequeñas y mínimas para sus pacientes. En 1810 publicó su
primera edición del Organon, que tendría posteriormente seis
ediciones. Este libro es como la biblia de la homeopatía.

Hahnemann aparentemente era un hombre de naturaleza
irritable y tenía un antagonismo, pero a pesar de ello, tenía muchos

seguidores que se convirtieron de la alopatía a la homeopatía. El **Dr. Constantine Hering** (1800-80) fue su primer seguidor. A Hering le habían encomendado escribir un texto desaprobando la teoría de Hahnemann, pero al estudiar el Organon, le dio crédito a la teoría de la medicina experimentada por Hahnemann. De forma exitosa fue tratado con homeopatía por una inflamación en la mano que amenazaba con amputación. Por consiguiente, se convenció totalmente de la homeopatía. Fue él quien hizo la experimentación con el veneno de Lachesis. Después de Hering, su siguiente seguidor fue **James Tyler Kent** (1849-1916) de América. Su esposa se enfermó muy seriamente y fue tratada con homeopatía de manera exitosa. Era un hombre con un gran sentido moral y una energía enorme para escribir. Los libros de Kent son dogmáticos, como los últimos trabajos de Hahnemann. Se dedicó al uso de muy altas potencias de medicinas, pero como Hahnemann, su énfasis fue en bajas potencias como la 30. Desarrolló medicamentos constitucionales y escribió muchos libros, de los cuales su Materia Medica, su Repertorio y su Filosofía todavía se usan hoy en día. Estos médicos que usan altas potencias y siguen los métodos de Kent se conocen como Kentianos. La homeopatía ahora es muy popular, no sólo en Estados Unidos y Gran Bretaña, sino también en Asia desde India a Pakistán, desde Bangladesh hasta Nepal y Sri Lanka. Es reconocida como una rama oficial de la medicina en India.

TEORÍA DE LA HOMEOPATÍA

La salud es un estado de equilibrio, y la enfermedad es el resultado de la debilidad de la energía del cuerpo o la fuerza vital (aatmik Shakti). Una vez que disminuye la fuerza vital, el cuerpo refleja lo mismo en forma de enfermedades y una de éstas es el desorden de la tiroides. El tratamiento, por consiguiente, tiene el objetivo de fortalecer la fuerza vital de tal manera que el cuerpo mismo cure el padecimiento. Los síntomas de la enfermedad son los principales rasgos para los cuales se seleccionan los medicamentos. Los medicamentos se basan en la idea de que las sustancias producen algunos síntomas cuando se administran a una persona sana. Cuando dichas sustancias en forma de medicamento se administran a la persona enferma, tienen los mismos síntomas que produjeron en una persona sana, toma lugar la curación. El principio de "lo semejante cura lo semejante" (ley de los semejantes). Los medicamentos están hechos de hierbas, plantas, minerales, animales y otras sustancias. Las sustancias se diluyen repetidamente, se sacuden o sucusionan, por medio de esta sucusión se aumenta el poder de la sustancia o uno puede decir también que las sustancias se patentizan. *La potentización es el proceso por el cual aumenta el poder invisible de la sustancia.* Este tipo de poder o energía invisible estimula la fuerza vital débil por el hecho de que es de la misma naturaleza de la que el paciente sufre. Nutrirá entonces la fuerza vital restaurará la armonía del cuerpo.

ALGUNAS CONFUSIONES EN HOMEOPATÍA

Aquellos que recurren a la homeopatía muchas veces tienen algunas confusiones. Aclaremos dichas confusiones a fin de proceder.

Confusión – I ¿es Segura?

Sí, es muy segura y está libre de efectos secundarios, pero es importante señalar que no es segura si el médico no es experimentado. Recordemos que Kent decía al respecto que prefería compartir una habitación con un nido de víboras que estar sujeto a la administración de un medicamento por parte de un homeópata inexperto.

Si alguien toma un medicamento equivocado por un periodo de tiempo, existe la posibilidad de experimentar el medicamento, esto es de tener una reacción. Sufrirá los síntomas que en principio induce el medicamento, y la cura no se logrará.

No es seguro si el paciente hace la medicación a su modo, después de saber el nombre del medicamento prescrito por el médico. El uso exagerado o indebido de un medicamento tampoco es seguro.

Confusión – II ¿es Supresión?

Las medicinas homeopáticas no causan supresión. La supresión es poco común en homeopatía, pero es posible si el médico no administra los medicamentos orales y directamente se lanza por las aplicaciones locales o permite el uso de cremas alopáticas (como cortisona) en enfermedades de la piel. Permitir la aplicación de los ungüentos alopáticos y dar medicinas homeopáticas internamente puede eliminar las enfermedades de la piel temporalmente, pero la enfermedad regresará. La selección pobre del medicamento también provocará la supresión.

Confusión – III ¿es un efecto Placebo?

Algunas personas dicen que los medicamentos homeopáticos tienen efecto placebo. Un placebo es un glóbulo sin medicina. Si usted quiere verificar su potencial, adminístrelo a una persona que tenga una lesión de sangrado o una odontalgia. El glóbulo no aliviará los dolores. Sólo un medicamento correctamente seleccionado funcionará en estos casos. Los homeópatas utilizan el placebo cuando se administra una dosis en alta potencia al paciente y no se desea la repetición. En el intervalo de la dosis alta y el tiempo de la siguiente inducción, el placebo se usa de tal manera que el paciente esté satisfecho de tomar medicina continuamente. Los homeópatas nobles no usan placebo y les dicen a sus pacientes directamente que regresen después de un mes o más para la siguiente dosis medicinal. En la era comercial actual, esto no se hace.

SUGERENCIAS SOBRE LOS MEDICAMENTOS HOMEOPÁTICOS

Si usted no es un médico y quiere comenzar la medicación para la hipertrofia prostática, le sugiero que comience a tomar tintura madre de Sabal serulata, ocho gotas en ¼ de taza de agua tres veces al día. Tome el medicamento media hora después del desayuno, la comida y la cena y no tome nada quince minutos después de tomar el remedio. Continúe el medicamento por 10 días y luego acuda al médico para un tratamiento posterior. Seguramente obtendrá alivio.

La siguiente es una lista de medicamentos que son útiles para la próstata hipertrofiada, la prostatitis y algunos problemas urinarios. Estos medicamentos deben tomarse bajo la guía de un médico.

1. Sabal Serulata, Tintura Madre

Este es el primer medicamento para problemas prostáticos. Este medicamento debe tomarse en dosis de 8 gotas en ¼ de taza de agua, tres veces al día media hora después del desayuno, la comida y la cena. Después de quince días, puede reducirse a dos veces al día con el consejo del médico. En el establecimiento de la enfermedad, es muy útil para la hipertrofia o hinchazón de la próstata. Se ha considerado muy efectivo en problemas prostáticos en edad avanzada. Los síntomas principales de este medicamento son hipertrofia de próstata, descarga de fluido prostático, atrofia de los testículos, pérdida del poder sexual, disuria, enuresis, deseo constante de orinar en la noche, cistitis con hipertrofia prostática.

Hay pacientes que han estado tomando este medicamento por los últimos tres años y no han tenido ningún problema prostático. No hay efectos secundarios.

2. Thlaspi Bursa, Tintura Madre

Este medicamento también puede darse de la misma manera que hemos detallado respecto de Sabal. Como Sabal serulata, es un medicamento específico para problemas urinarios. Los síntomas principales son deseo frecuente de orinar, cistitis crónica, disuria, retención espasmódica de la orina, hematuria, cólico renal, uretritis, entre otros. Este medicamento cuando se usa por consejo médico con frecuencia **remplaza el uso del catéter**.

3. Ferrum Picricum 3x

Es también un medicamento muy efectivo para hombres de edad avanzada con hipertrofia de próstata. Los síntomas son micción frecuente de noche son sensación de plenitud y presión en el recto, comezón en el cuello de la vejiga y el pene, retención de orina y dolor a lo largo de la uretra, o uretritis.

Este medicamento no se encuentra en líquido, sino en polvo o en tabletas. La dosificación que se da en la botella del medicamento debe seguirse, esto es tres veces al día en casos agudos y dos veces al día como preventivo, o tal como lo aconseje el médico.

4. Pareira Brava, Tintura Madre

Este medicamento también se ha utilizado con buenos resultados para la hipertrofia prostática. Los síntomas principales del medicamento son orina negra, sanguinolenta y espesa, deseos constantes, muchos esfuerzos, dolor hacia los muslos al hacer esfuerzo para orinar. El paciente puede emitir orina sólo cuando se arrodilla, presionando la cabeza firmemente contra el suelo; la vejiga se siente distendida y el goteo continúa después de la micción con dolores violentos en el pene.

5. Cantharis 30

Este no es un medicamento específico para la hipertrofia de la próstata, pero es un excelente medicamento para la prostatitis y problemas asociados con la próstata. Los síntomas son deseos constantes e intolerables de orinar, disuria, orina sanguinolenta que pasa en gotas, dolor antes, durante y después de orinar; la orina quema y pasa gota a gota. En casos agudos, deben tomarse cuatro glóbulos tres veces al día y luego reducirlos a dos veces al día. El consejo del médico en los síntomas anteriores debe considerarse porque los síntomas de este medicamento no son aquellos de la hipertrofia pero son síntomas relacionados con ella que pueden volverse crónicos si se ignoran. En la infección del conducto urinario es uno de los mejores medicamentos.

6. Prunus Spinosa 3x

Este medicamento es bastante útil en problemas de próstata. Las características principales del medicamento son que la orina parece alcanzar el glande pero luego se regresa. El paciente tiene que forzar por mucho tiempo antes de que aparezca la orina. El paciente debe apresurarse para orinar.

Este medicamento se encuentra en polvo o tableta y debe tomarse como se describe la administración de Ferrum Picricum.

7. Thuja

Este medicamento tiene una muy buena reputación con problemas de próstata. La acción principal de Thuja es sobre la piel y los órganos genitourinarios. Cuando la uretra se siente hinchada; existe prostatitis o uretritis; el flujo de la orina es escaso y está separado; dolores cortantes severos después de la micción; micción recuente con dolor; deseo de orinar repentino y urgente que no puede controlarse, bajo dichas condiciones Thuja resulta muy útil.

8. Conium Maculatum

Conium tiene una afinidad especial para personas de edad avanzada que han experimentado una pérdida repentina de energía al caminar y rigidez dolorosa de las piernas. Dicha condición se encuentra con frecuencia en ancianos cuando tienen una memoria débil, debilidad sexual, hipocondría y problemas urinarios. Hay goteo de orina en ancianos, dificultad para orinar, flujo de orina que se detiene; la secreción se interrumpe y hay gran debilidad en la mañana en la cama. Este remedio actúa sobre el sistema glandular, indurándolo, alterando su estructura como condiciones cancerosas. Controla las glándulas hipertrofiadas. Conium es un excelente medicamento si otros síntomas del paciente también tienen correspondencia con él.

9. Staphysagria

Como Thuja, este medicamento es útil en enfermedades del conducto genitourinario y la piel. Aquellos que son muy sensibles y tiene un historial de exceso sexual caen en este medicamento. Los síntomas son cistitis, deseos infectivos de orinar cuando la vejiga parece llena, sensación como si una gota de orina estuviera continuamente rodando a lo largo del canal, ardor en la uretra durante la micción; problemas prostáticos, micción frecuente, ardor en la uretra cuando no orina (uretrtis) y deseos con dolor después de orinar.

10. Chimaphila Umbellata

El medicamento actúa principalmente en el conducto genitourinario y los riñones. Cuando la orina es escasa, tiene sedimentos mucopurulentos como en cuerdas y la próstata está hipertrofiada, este medicamento es útil. Otros síntomas son: deseos de orinar, orina turbia, ofensiva, ardorosa durante la micción y esfuerzos después. El paciente debe hacer esfuerzo antes de que la orina comience. Prostatitis aguda, retención y sensación de bola en el perineo son los otros síntomas. El paciente no puede orinar sin levantarse con los pies separados y el cuerpo inclinado hacia delante. El uso general de este medicamento es para la pérdida de fluido prostático, irritación de la vejiga e hipertrofia prostática.

Hay muchos otros medicamentos como **Aloe, Alumina, Selenium, Benzoic acid, Natrum carb., Mercurius dulcis**, etc. que deben considerase de acuerdo con sus síntomas y bajo la guía apropiada de un médico.

Por el uso de medicamentos homeopáticos, usted puede curar la hipertrofia prostática, la prostatitis, problemas relacionados con la orina, infección del conducto urinario, cálculos en la próstata, orina dolorosa o hematuria en un periodo considerable de tiempo.

En caso de hipertrofia prostática, el paciente puede hacerse un estudio antes y después del tratamiento para estar seguros del aumento de tamaño y peso de la próstata. Incluso si el tamaño o el peso de la próstata no están alterados, el beneficio principal de los medicamentos homeopáticos será que el paciente no sentirá ya problemas en la micción. Cuando esto sucede, piense que el tamaño y el peso de la próstata están regresando a la normalidad o se ha perdido el efecto sobre la uretra haciendo que el flujo de orina salga libremente. Olvídese de la remoción quirúrgica de la próstata en esta etapa.

Perspectivas de Estudiosos y Autores de Libros de Homeopatía en Medicamentos Para Prostatitis e Hipertrofia Prostática Benigna

1. Clarke

Hipertrofia: *Cann-i., Chim., Sabal., Solid.*

Hipertrofia senil: *Arg-met., Arg-nit., Ferr-pic.*

2. Boenninghausen

Afecciones prostáticas: Acon., Aspar., Bar-c., Caps., Chin., Clem., Cub., Dig., Nat-s., Puls., Rhus-a., Thuj.

3. Pierce

Hipertrofia e inflamación: Chim., Con., Cub., Dig., Lyc., Puls., Staph., Thuj.

4. Boericke

Hipertrofia: Ferr-pic., y Thuj.

Prostatitis: Merc., Pic-ac., Sabal., Staph., Thuj.

5. R. B. Bishambar Das

Hipertrofia prostática: Acon., Arn., Bar-c., Bell., Cann-i., Con., Dig., Oci., Pareir., Phos., Sabal., Solid., Spong., Staph., Thuj.

6. Chatterjee T. P.

HPB: *Bar-c., Calc., Chin., Con., Dig., Hydrang., Puls., Sabal.*

7. Shinghal J. N.

Prostatitis: *Chim., Con., Ferr-pic., Sabal., Thuj.*

HPB: *Bar-c.*

8. Bhattacharya

HPB: *Ferr-pic. 3x, Pic-ac. 3x.*

Prostatitis: *Chim-Q., Merc., Nit-ac., Puls., Sabal., Thuj.*

9. Ghosh N. C.

HPB : *Arg-n., Aur-m-n., Bar-c., Chim., Con., Merc., Thuj.*

Específico: *Sabal.*

Senil: *Ferr-pic.*

10. Kent

HPB senil: *Aloe, Bar-c., Benz-ac., Con., Dig., Iod., Nux v., Sabal., Sel., Staph., Sulph.*

HPB: menciona cincuenta y un medicamentos y por ello no los mencionamos en este espacio.

11. Dewey

HPB: *Sabal*

12. Khokhar

HPB senil: *Pic-ac. 3x, o Ferr-pic. 3x.*

13. Anshutz

HPB y prostatitis: *Hydrang. Q., Pic-ac. 30, Calc-f. 6x, Polytr. Q.*

14. Nash

HPB y prostatitis: *Benz-ac., Chim., Staph.*

Conclusión Sobre los Medicamentos Importantes como Sugieren los Autores

Los autores antes mencionados han presentado los medicamentos más importantes para el tratamiento de la hipertrofia prostática. Estos son catorce y hemos incluido marcas para cada medicamento excluyendo aquellos que tienen menos de cuatro marcas. No se ha considerado separadamente la prostatitis y la hipertrofia prostática, de tal manera que ambas enfermedades se han considerado una unidad. Este es el cálculo que tenemos tanto para prostatitis como para la hipertrofia prostática.

Marcas para cada medicamento

Staph: 4/14

Ferr-pic: 5/14

Chim: 6/14

Thuj: 7/14

Bar-c: 6/14

Pic-ac: 4/14

Con: 6/14

Dig: 4/14

Merc: 3/14

Puls: 4/14

Sabal: 9/14

Sabal ser., para HPB: 9/14

Por consiguiente, Sabal serulata y Thuja parecen ser los mejores dos remedios de los catorce señalados para la HPB y la prostatitis.

MISCELÁNEA

OLVIDARSE DE LOS PROBLEMAS DE PRÓSTATA Y DE LA VEJEZ

Si usted tiene más de cincuenta años de edad, siga la rutina que se sugiere a continuación:

- Manténgase ocupado aunque esté jubilado. Continúe intentando algunos hobbies, nuevas áreas de la vida e intente estar en compañía de alguien, sus amigos, sus colegas etc. para evitar la soledad.

- Siéntase joven. No es el cuerpo el que da origen a los pensamientos, sino los pensamientos los que hacen el cuerpo. Esté determinado a que vivirá mucho y lo hará. Usted cuenta con un tremendo poder divino en su consciencia. Utilice este poder y tenga fe en Dios. Inhale aire fresco al amanecer. Haga tanto ejercicio como pueda para contraer y relajar los músculos del cuerpo.

- Deje todas las adicciones. Deje de fumar y de beber o masticar tabaco. Beba mucha agua y consuma una dieta balanceada. Tome complejo de vitamina B y vitamina A regularmente con el consejo de su médico además de alimentarse adecuadamente.

- Coma menos y coma a tiempo. Mastique la comida apropiadamente y lávese los dientes después de comer. Evite mucha sal y mucho dulce.

- Sea estrictamente vegetariano. Tome jocoque y leche todos los días y vaya al baño. Coma muchas frutas en los días que esté apresurado.

- Observe el celibato después de los cincuenta años de edad.

- Hable con la verdad para evitar la tensión de la mentira.

- No se involucre en asuntos de otros y mantenga distancia de la policía y las cortes de justicia. No interfiera en asuntos de la generación infantil y joven. No dé consejos hasta que se los pidan.

- No camine muy rápido. Olvídese de apresurarse y preocuparse. Evite entrar a lugares concurridos sin compañía y recuerde caminar en la mañana y en la tarde.

- Consulte a un médico inmediatamente cuando no se sienta bien.

Últimas Palabras

¿QUIÉNES SON LOS MÁS TENDENCIOSOS A LOS PROBLEMAS PROSTÁTICOS?

Nada es más vergonzoso que un hombre de edad que no tiene evidencia de haber vivido mucho, excepto su edad, dice Seneca.

Durante mi práctica homeopática en diferentes estados de India y el extranjero, he observado muchas actitudes de personas de edad avanzada. Es maravilloso encontrarlos llenos de experiencia y con anécdotas que comienzan con: "Cuando yo era joven..." la senilidad tiene diferentes humores como pena, alegría gloria, madurez e inocencia junto con carácter infantil, obstinado y relajado. Los ancianos desarrollan sus hábitos más disciplinados. El periodo de casi cuarenta años entre la adolescencia y los sesenta años de edad los hace maduros en todos los aspectos de la vida, pero cuando llegan con el médico, se comportan de una manera diferente. He hecho observaciones muy serias al respecto de pacientes ancianos y me gustaría compartir dichas observaciones con los lectores.

a. Algunas personas son muy humildes pero lucen muy preocupadas. Llegan con alguien que los acompaña pero le dicen a su acompañante que no entre con ellos al consultorio. Saludan al médico y piden permiso para sentarse en la silla antes de relatar su condición. Lo que primero piden es que se les ofrezca una recuperación instantánea ya sea un resfriado o una enfermedad más compleja. Saben que un resfriado se cura en tres días, pero de todas maneras desean que el médico lo haga en un día. Naturalmente son muy sensibles en lo que respecta su salud e incluso en el trastorno más pequeño apresuran al médico. Son inofensivos y de mente sencilla, y la ventaja con ellos es que no se enferman tan comúnmente. Pero si se ponen mal, crean todo un alboroto por la enfermedad. **Dicho tipo de gente no sufre de enfermedades crónicas o de HPB** y la razón de ello es que ponen completa atención en la enfermedad desde el momento de su establecimiento.

b. Algunas personas llegarán con el médico, acompañados de un hijo, una hija o un nieto. Incluso si están seriamente enfermos, posponen la visita al médico con tal de que lo acompañe un familiar. Son tímidos para decir sus problemas y es por ello les gusta que esté un familiar con ellos para que sea él el que cuente la enfermedad. La belleza de estas personas es que siempre sonríen y escuchan. **Estas personas tampoco se enferman con mucha frecuencia y no son tan tendenciosas a la HPB.**

c. Otras personas tienden a dudar en si acudir solos al médico porque no pueden caminar, y rentar una silla de ruedas o un auto no es algo que deseen. No les gusta gastar ni un centavo. Y por eso ir al médico significa gastar dinero. Hablan de sus incomodidades de la vida doméstica más que sus padecimientos. Necesitan un oído que los escuche más que atención médica. No se adaptan a la vida en casa después del retiro. Lo que necesitan es compañía no medicamentos. Son locuaces y uno debe escucharlos antes de que ellos estén dispuestos a escuchar al médico. He tratado muchas personas inicialmente con una dosis de medicamento para la constipación que es común en todos los problemas seniles. Posteriormente, todos los problemas ceden. Les gusta que los examinen físicamente con estetoscopio, que les midan la presión arterial, etc. Lo declaran a uno muy buen médico si uno hace lo anterior. **No son tendenciosos a la HPB.**

d. Algunas personas tienen problemas seniles generales como anorexia e insomnio. Tienen una idea de que no comen lo que solían cuando trabajaban. De acuerdo con ellos, su apetito no es el mismo. Duermen bien en la tarde y con ello compensan su sueño de noche, pero aún así se quejan de insomnio. Dichos pacientes viven en el pasado. No desean enfrentar el retiro y quieren vivir una era anterior. Dicha gente necesita consuelo. Sus necesidades son comer bien, dormir bien pero sin exagerar. Prescriba bioquímicos como Phos. Cinco o Alfalfa. Estos medicamentos deben administrarse con etiquetas que los pacientes puedan leer. **Dichas personas no son tendenciosas al HPB.**

e. Algunas personas llegan solas en bicicleta. Se visten bien y tienen el pelo teñido para mostrar que son más jóvenes. Visten jeans o ropa juvenil. Hablan bien, saludan al médico y usan palabras educadas y de respeto. En la plática hablan de su pobre rendimiento sexual. Realmente sufren de la ilusión que todavía están jóvenes. En la misma categoría se encuentra la gente que se queja de espermatorrea o de emisiones involuntarias. En ambos casos hay problemas por pensar en sexo, leer revistas o ver películas pornográficas. Son débiles de memoria, tienen constipación, indigestión y ojos hundidos con pérdida de brillo. Lo extraño es que no revelan otro problema salvo el del rendimiento sexual o las emisiones involuntarias. He encontrado mucha gente en el grupo de los 70 años de edad y más. **En dicho grupo existen problemas urinarios y HPB. Esta categoría de personas realmente es propensa a la HPB y a otros problemas urinarios.**

No digo que las personas que pertenezcan a la categoría (e) son las únicas propensas a la HPB, pues personas que pertenecen a las categorías (a) y (d) pueden también presentar HPB. Cada categoría puede de hecho, presentar HPB, pero aquellos preocupados esencialmente por la esfera sexual incluso después del retiro, son presa fácil de la HPB.

BIBLIOGRAFÍA

1. *Organon de Medicina y Enfermedades Crónicas*, Samuel Hahnemann.

2. *Lecciones y Repertorio*, J. T. Kent.

3. *Libro Terapéutico de Bolsillo de Boenninghausen*, H. A. Roberts y Annie C. Wilson.

4. *Libro de Cirugía*, Bailey y Love.

5. *Atlas de Anatomía*, Trevor Weston.

6. *Cirugía Operativa*, S. Das.

7. *Anatomía Humana*, David y otros.

8. *Patología,* Virginia A. Livoci y otros.

9. *Materia Medica Comparativa y Terapéuticos*, N. C. Ghosh.

10. *Pláticas sobre Materia Medica y Comparaciones*, Willard Ide Pierce

11. *Materia Medica Homeopática y Repertorio*, W. Boerick

12. *El Prescriptor*, John H. Clarke.

13. *Materia Medica*, C. Hering.

14. *Seleccione su Remedio*, R. B. Bishamber Das.

15. *Prescriptor de Cabecera*, J. N. Shinghal.

16. *De la Vejez a la Juventud a través del Yoga*, S. Siddhantalankar

17. *El Principio y Arte de la Curación con Homeopatía*, H. A. Roberts.

18. *Ciencia de Homeopatía*, George Vithoulkas.

19. *Realces de la Práctica de la Homeopatía*, T. P. Chatterjee.

20. *Chumbuk Chikitsa*, M. T. Santwani.

21. *Ayurveda, Ciencia de la Autocuración*, V. Lad.

22. *Acupresión*, Dha Ra Gala, D. Gala y S. Gala.

23. *Pasto de Trigo*, Sudershan Bhatti.

24. *Cáncer, Causas, Tratamiento y Cura*, Sultan Alam M. Bihari.

25. *Cura de Tumores con Medicamentos*, John H. Clarke.

26. *Enfermedades Orales*, Shiv Dua.

27. *Dolor de Cuello, Espondilosis Cervical*, Shiv Dua.